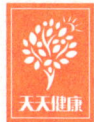

10分钟快速祛病

刮痧 拔罐 艾灸

柏立群 ◎ 主编

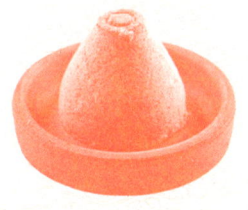

山西出版传媒集团
山西科学技术出版社

图书在版编目(CIP)数据

刮痧、拔罐、艾灸/柏立群主编.—太原：山西科学技术出版社，2014.7（2024.10重印）

（天天健康·10分钟快速祛病）

ISBN 978-7-5377-4858-2

Ⅰ.①刮… Ⅱ.①柏… Ⅲ.①刮搓疗法②拔罐疗法③艾灸 Ⅳ.①R244②R245.81

中国版本图书馆CIP数据核字（2014）第124247号

10分钟快速祛病
刮痧、拔罐、艾灸
GUASHA BAGUAN AIJIU

主　　编	柏立群		
出版策划	阎文凯	责任编辑	郝志岗
文图编辑	刘钰琨	美术编辑	吴金周

出　　版　山西出版传媒集团·山西科学技术出版社
　　　　　（太原市建设南路21号　邮编：030012）
发　　行　山西出版传媒集团·山西科学技术出版社
　　　　　（电话：0351-4922121）
印　　刷　天津市光明印务有限公司
开　　本　787毫米×1092毫米　1/32　印张：8
字　　数　150千字
版　　次　2014年7月第1版
印　　次　2024年10月第5次印刷
书　　号　ISBN 978-7-5377-4858-2
定　　价　39.00元

如发现印、装质量问题，影响阅读，请与发行部联系调换。

前言

很多人对自己的身体并没有太多的关注，往往是在得了病之后才对健康有所重视，没病的时候总觉得身体就是该为自己无私奉献的苦力，从来也不去安抚。时间长了，身体当然就会"罢工"，用生病的方式来引起你的注意。与其发现疾病后再去治疗，不如早做防备，这种健康观念便催生了"自助保健"的理念。而自助保健除了包括食疗保健外，作用于穴位的刮痧、拔罐、艾灸也是不可或缺的一部分。

刮痧、拔罐、艾灸是我们伟大的祖先在长期实践中获得的治病养生法，也是最适合居家操作的三种治疗方法。

为什么这三种古老的方法具有如此强大的生命力呢？仔细探究，可以归纳为以下三个原因：第一，疗效显著。这三种方法的疗效是可以肯定的，是可以重复和验证的，并且见效十分迅速。临床上，疼痛、呕吐等症状在刮痧、拔罐、艾灸进行数分钟后即减轻或消失的例子屡见不鲜，对西医治疗后疗效欠佳的慢性病、疑难病也能收到意想不到的效果。第二，安全可靠。刮痧、拔罐、艾灸这三种疗法应用物理方式或天然药物，通过刺激体表穴位以调动人体本身所固有的自愈能力和调节机制，以达到防病治病的目的，既适合健康人也适合亚健康群体以及病后康复期的恢复治疗。第三，简便易行。不用打针，也不用服药，更不需要复杂的仪器设备。只需一块刮痧板，几个小罐，一根艾条，便可保健祛病。正因如此，才得以在民间代代相传。

本书将刮痧、拔罐、艾灸的精华治疗方法进行了汇总，可以根据自己的时间和需要选择合适的疗法，或者刮痧，或者拔罐，或者艾灸，或者多管齐下进行养生保健。本书采用读者易读、易学、易懂的图解的形式，详细地介绍了刮痧、拔罐、艾灸的常识，操作方法及在操作过程中的注意事项，强身健体刮痧、拔罐、艾灸法和常见病自疗法。为了方便读者查找穴位，书中还配有准确的穴位图，这样既能节省时间，又能准确操作，提高疗效。

特别提醒：本书所阐述的内容，尤其是涉及针刺的部分，普通读者仅作为医学知识了解，不得操作，若操作需由专业医师具体实施，以免造成不良后果。

第一章
刮通气血，疏通健康源泉
1

- 刮痧疗法中"痧"的含义／2
- 刮痧必备的刮具／5
- 刮痧必备的润滑剂／7
- 刮痧疗法的种类／8
- 刮拭的角度和力度／11
- 刮痧的补泻原则和方法／12
- 刮痧部位的注意要点／13
- 刮痧前的准备措施／18
- 晕刮的原因和处理方法／19
- 你必须知道的刮痧宜忌／20

第二章
拔走体内毒素，祛除健康负因素
21

- 拔罐疗法原理／22
- 拔罐罐具的特点／33
- 拔罐配用材料／36
- 好学易做的基础拔罐法／37
- 常用体位一目了然／41
- 留罐、起罐要适度／42
- 保证拔罐效果的操作秘诀／45
- 如何避免异常反应／47

第三章
艾灸补阳气，为健康增添正能量
49

- 认识艾灸的材料与制作方法／50
- 艾炷灸法／53
- 艾条灸法／58
- 温灸器灸法／59
- 艾灸法的治疗作用／61
- 施灸禁忌及注意事项／63

第四章
每天10分钟，激发活力远离亚健康
67

- 头晕头痛／68
- 疲劳综合征／72
- 抵抗力下降／76
- 关节酸痛／80
- 食欲不振／84
- 失眠／87
- 多汗／90
- 心悸／92
- 便秘／95

第五章
每天10分钟，自己动手巧治常见病
99

- 近视／100

- 白内障 / 103
- 耳鸣 / 105
- 牙痛 / 108
- 口腔溃疡 / 111
- 鼻出血 / 114
- 感冒 / 117
- 支气管炎 / 121
- 心律失常 / 124
- 冠心病 / 127
- 肺炎 / 130
- 急性胃肠炎 / 133
- 胃下垂 / 136
- 消化性溃疡 / 139
- 脂肪肝 / 142
- 胆石症 / 145
- 单纯性肥胖症 / 148
- 落枕 / 151
- 颈椎病 / 154
- 肩关节周围炎 / 157
- 腰椎间盘突出症 / 160
- 急性腰扭伤 / 163
- 踝关节扭伤 / 165
- 坐骨神经痛 / 167
- 三叉神经痛 / 170
- 中风后遗症 / 172
- 老年痴呆症 / 175
- 痛经 / 178
- 闭经 / 181

- 乳腺增生症／184
- 产后缺乳／187
- 产后便秘／190
- 产后腹痛／193
- 产后尿潴留／196
- 女性不孕症／198
- 更年期综合征／201
- 前列腺炎／205
- 前列腺增生症／207
- 早泄／210
- 阳痿／214
- 男性不育症／218

第六章
每天10分钟，标本兼治调理慢性病

- 慢性鼻炎／222
- 慢性咽炎／226
- 慢性胃炎／229
- 低血压／232
- 高血压／235
- 高脂血症／238
- 糖尿病／241
- 慢性盆腔炎／243
- 慢性腰肌劳损／245

第一章 刮通气血,疏通健康源泉

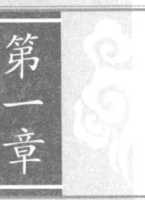

刮痧疗法中"痧"的含义

刮痧疗法，是以中医学理论为指导，用光滑硬物器具（铜钱、瓷匙、水牛角等）钝缘蘸介质（植物油、清水、活血剂等），根据不同的疾病，在人体体表特定的经穴部位进行有规律的刮拭，从而达到防病治病目的的一种外治疗法。刮痧疗法由于具有操作简单、安全有效、易学易用、经济实用、适应证广等特点，并符合"简、便、易、廉"的原则，在防病治病、保健养生方面发挥出越来越大的作用。

痧象

"痧"是民间对疾病的一种形象叫法，又称痧胀、痧气、青筋和瘴气。

一般来说，"痧"有三层含义：一是指痧证，一年四季都可发生痧证，以夏秋两季多见，是指因感受风、寒、暑、湿、燥、火六淫之邪气或疫疠之秽浊出现的一些病症。痧证按证候特征可分为热痧、寒痧、阴痧、阳痧等，按病因可分为暑痧、瘟痧等。《痧胀玉衡》把痧证分为慢痧、紧痧、急痧之类。二是指痧疹的形态，即皮肤出现红点如粟，以手指触摸皮肤，稍有阻碍的疹点，它是疾病发展变化过程中反映于体表的现象。《临证指南医案》说："痧者，疹之通称，有头粒而如粟象；瘾者，即疹之属，肿而易痒。"三是指"痧象"，即指经刮拭治疗后，在相应部位皮肤上所出现的皮下充血和出血改变，可见红色粟粒状、片状潮红，紫红色或暗红色的血斑、血泡等现象，称为痧象。

痧痕

痧痕是指刮拭皮肤之后，皮肤对刮拭刺激所产生的各种反应，主要是皮肤形态和色泽的变化。常见的痧痕包括体表局部组织潮红、紫红、紫黑色瘀斑或点状紫红色小疹子，并经常伴有不同程度的热感。皮肤的这些变化可以持续一天至数天。

痧痕的产生不同于挫伤出血，挫伤出血属于外伤性出血，血色鲜红，出血量较大，而出痧之血血色紫暗。外伤出血局部伴有疼痛、血肿甚至有运动障碍，而刮痧所出的痧痕，出血量少，而且在出现后，能够镇静止痛，消除血肿，使运动障碍得到缓解，机体运动功能逐渐恢复正常。

痧痕的产生又与痧疹不同，主要表现在痧痕出现的部位和形态上。痧痕对疾病的诊断、治疗以及疾病的预后判断上具有一定的临床指导意义。如果痧色鲜红，呈点状，多为表证，病情轻，病程短，预后良好；若痧色暗红呈片状或瘀块，多为里证，病情重，病程长，预后差。随着刮痧的治疗，痧痕的颜色由暗变红，由斑块变成散点，这就说明病情正在好转，治疗是十分有效的。

那么，痧痕究竟是什么呢？现代医学研究表明，机体在发生疾病时，脏腑功能减退，代谢产物不能及时排出体外，在体内出现不同程度的潴留，形成危害机体健康，使机体内环境失调的内毒素。

这些毒素使机体的毛细血管的通透性异常，刮拭时造成毛细血管的破裂，形成肌肤之下的充血和充血点状如沙粒，或散在，或密集，或积聚成片，或融合成斑块。所以说出痧的过程是排除体内毒素的过程。由此可见,痧是渗出于脉外的含有大量的代谢废物的离经之血。

刮痧出现的痧痕最终又到哪里去了呢?刮痧所出现的痧痕是离经之血,不久即能散,通过机体的自身溶血作用,形成一种新的刺激因素。这种刺激可以使局部血液流速加快,淋巴液、组织液运行速度加快,新陈代谢旺盛,促进机体的内毒素排出体外。同时局部的血液流变学的改变,使得局部的营养代谢更加合理,自身免疫能力进一步提高,从而能够起到预防和治疗疾病的目的。

总之,痧象是一切疾病在体表的病理性反应。而刮痧疗法就是利用边缘润滑的物体(刮痧用具)、手指或针具,依据中医基础理论的指导,在人体体表一定的特殊刺激部位或在某些特定的穴位上施以反复的刮拭、提捏、揪挤、挑刺等手法,使皮肤出现片状或点片状瘀血或出血的刺激反应(痧痕),以达到疏通经络、调节脏腑、恢复生理状态、扶正祛邪、排泄毒素、清热解表、开窍醒神、驱除疾病的目的。

刮痧必备的刮具

现代刮痧使用的器具种类较多，形状各异，可根据不同的刮痧部位、疾病情况和刮痧手法来正确选用。刮痧器具包括刮具和刮痧介质。目前常用的刮具有以下几种。

植物团

常用丝瓜络、八棱麻等植物，取其茎叶粗糙纤维，去除果肉壳，捏成一团制作而成。使用时，用手握住植物团沾少量的清水、香油或其他润滑剂于刮痧部位刮拭。在一些偏僻农村地区仍可见使用。

铜钱

铜钱曾为流通货币，外缘为圆形，中间有方孔。民间使用铜钱作为刮具较多见。使用时，拇、食指捏住铜钱中间，将其边缘沾少量的清水、香油或其他润滑剂进行刮拭。

瓷勺

瓷勺是居家常用的饮食工具，家家户户都有。使用时，单手握住勺柄，用瓷勺边缘沾少量清水、香油、菜油等在刮痧部位刮拭。瓷勺在边远山区家庭中常用，使用时需注意其边缘是否毛糙，以免刮伤皮肤。

木梳背

木梳背光滑呈弧形，沾少量清水、润滑油等即可刮痧。适合应急之用。

线团

用苎麻丝或棉线等绕成一团，使用时在冷水中蘸湿，在身体一定部位刮拭。一边蘸水，一边刮拭，直到皮肤出现大片的紫黑色或紫红色斑点。这是刮痧的最初形式，古时称刮痧为"刮纱"。

贝壳刮具

蚌在江河湖海之滨常见，其外壳可制成刮痧工具。使用时，施术者手持贝壳上端，在刮痧部位，一边蘸水一边刮拭，至皮肤出现痧痕为止。一般沿海或湖泊地区渔民使用较多。

火罐

火罐为针灸推拿科诊室常用的器具。罐口边缘平整、光滑而厚。用罐口边缘沾少量按摩膏、红花油等作润滑剂，则可作刮痧之用。若用较小负压吸拔后在人体一定部位来回刮动，使身体局部出现红紫色的片状充血，即为走罐。

玉质刮痧板

玉石制成的刮痧板，又称刮痧宝玉。玉质刮痧板使用疗效佳，但因其取材较难，价格昂贵，且易摔破，多为一些美容机构使用。

牛角刮痧板

现在通常使用的刮痧板是牛角刮痧板。水牛角性寒，有清热、凉血、解毒之功效，适用于绝大多数疾病的刮痧治疗。

刮痧必备的润滑剂

刮痧时使用的润滑剂多为油性剂，在刮痧板与皮肤间起润滑作用。常用润滑剂有清水、香油、茶油、红花油和刮痧专用的活血剂。因红花油和刮痧专用的活血剂在加工过程中加入了中药，可以发挥中药的各种药效，从而增强了刮痧的治疗效果。

清水

清水是紧急情况下最常用的辅助材料，尤其是野外作业时发生痧证，在找不到其他辅助材料的情形下，清水即可充当刮痧介质。清水润滑效果较差，又无特殊药效，医疗诊所使用较少。

正红花油

正红花油是外伤科常用外用药物，由红花、桃仁、麝香等药物炼制而成，有活血祛瘀、消肿止痛之功效，可用于治疗跌打损伤、虫蛇咬伤等病症。用作刮痧油可充分发挥其治疗作用，适用于挫伤、扭伤、关节疼痛等病症的刮痧治疗。

刮痧油

刮痧油由多种具有疏通经络、活血化瘀、消肿止痛、软坚散结功效的中药与润滑性油质提炼而成。刮痧时，在选定的刮痧部位涂以适量的刮痧油，即可免除摩擦时引起的疼痛，可充分发挥中药的作用，尤其对慢性损伤、关节炎、落枕等病症效果较佳。

刮痧疗法的种类

根据不同的病情、刮痧部位正确选择不同种类的刮痧疗法，是达到良好刮痧治疗效果的保证。一般来说，刮痧方法分持具操作和徒手操作两大类。其中持具操作有刮痧法、挑痧法和放痧法3种；徒手操作有揪痧法、扯痧法、挤痧法、淬痧法和拍痧法5种。

刮痧法

直接刮法，指在患者待刮部位均匀地涂上刮痧介质后，直接用刮痧板贴着患者皮肤反复进行刮拭，直至皮下出现痧痕为止。

间接刮法，指先在患者待刮部位放置一层薄布，然后用刮痧板在布上进行刮拭。此刮法可保护患者皮肤，多适用于儿童，年老体弱者，中枢神经系统感染、高热、抽搐、部分皮肤病患者。

挑痧法

挑痧法是指术者用针（常用医用三棱针）挑刺患者体表特定部位，以治疗疾病的方法。挑痧之前必须严格消毒，可用酒精棉球消毒挑刺部位、挑针和术者双手。消毒后，术者左手捏起挑刺部位的皮肉，右手持医用三棱针，横向刺入皮肤下2～3毫米，然后再深入皮下，挑断皮下白色纤维组织或青筋。挑净白色纤维组织，如有青筋则挑2～3下，同时用双手将瘀血挤出。术后用碘酒给挑刺部位消毒，敷上无菌纱布，用胶带固定。

放痧法

放痧法是一种刺血疗法，可分为泻血法和点刺法两种方法。

泻血法，常规消毒后，术者左手拇指压在被刺部位的下端，被刺部位的上端用橡皮管结扎，右手持针对准被刺部位的静脉迅速刺入静脉中5～10毫米，再出针，使其流出血液。待停止出血后，以消毒棉球按压针孔数分钟。泻血法适用于肘窝、腘窝等处的浅表静脉，用以治疗中暑、急性腰扭伤等。

点刺法，点刺前施术者双手推按患者待刺部位，使局部血液积聚，经过常规消毒之后，术者以左手拇、食、中三指夹紧被刺部位，右手持针迅速刺入皮下1～3毫米深，随即出针，挤压针孔周围，使少量出血，然后再用消毒棉球按压针孔数分钟。

揪痧法

在施术部位涂上刮痧介质后，术者五指屈曲，用食、中指第2指关节对准揪痧部位，揪起皮肤，提至最高处时，两指同时带动夹起皮肤快速拧转，再松开；如此提放，反复进行5～6次，以听到发出声似"巴巴"的声响。直至被揪部位出现痧点为止。

扯痧法

在施术部位涂上刮痧介质后，术者用拇、食两指或用拇、食、中三指提扯患者皮肤，反复进行5～6次，至出现痧点为止。此法主要用于头面部、颈项部、背部的穴位。

挤痧法

在施术部位涂上刮痧介质后，术者用拇、食两指用力挤压患者皮肤，如此反复多次，直至挤出一块块或一小排痧痕为止。

淬痧法

用灯芯草、纸绳蘸麻油或其他植物油，点燃后快速对准施术部位，猛一接触皮肤听到"叭"的一声后快速离开，淬痧后皮肤有一点发黄或偶尔会起小泡。此法适用于小儿痄腮、喉蛾（急性扁桃体炎）、吐泻、腹痛等。

拍痧法

术者用虚掌或刮痧板拍打施术部位，一般适用于痛痒、麻胀的部位。

刮拭的角度和力度

刮痧是要手持刮痧板对不同部位、穴位进行最有效的刮拭，这就要求做到刮痧时刮板的角度与刮痧时所用的力度适合病症、肌肤、穴位、身体部位等各方面的特点。这样才会将刮痧的作用发挥到最好，最后才能保证达到保健、治病的效果。

刮拭的角度

进行刮痧疗法时，一般以右手掌握刮痧用具，灵活运用腕力、臂力，切忌使用蛮力。刮治时，硬质刮具（如水牛角刮痧板、硬币等）的钝缘最好与皮肤成45°，否则会将肌肉和皮肤推起，形成推、削之势造成疼痛或损伤。

刮拭的力度

刮痧力度的大小要根据患者的体质、病情及其承受能力来决定。正确的刮拭方法，应当始终保持按压力。每次刮拭的速度要均匀，力度应保持平稳，不要忽轻忽重。

刮痧时除了要向着刮拭的方向和部位用力以外，重要的是要对肌肤有向下的按压力，因为经脉有一定的深度，必须使刮拭的作用力传导到深层组织，才有治疗作用。刮拭作用的深度一定要达到皮下组织或肌肉方可，如果作用力大，甚至可以达到内脏和骨骼。

刮痧最忌讳不使用按压力，而只在皮肤的表面进行摩擦，这种刮法是极其错误的，不但没有治疗效果，还会因为反复摩擦，造成皮肤局部水肿，甚至破损。

刮痧的补泻原则和方法

刮痧疗法分为补法、泻法和平补平泻法。补法，泛指能鼓舞正气，使低下的功能恢复正常的刮痧手法；泻法，泛指能疏泄邪气，使亢进的功能恢复正常的刮痧手法；介于补法和泻法之间的刮痧手法称作平补平泻法，也称为平刮法。

补法

刮拭按压力度小，刮拭速度慢，刺激时间较长，刮拭时顺着经脉运行方向，出痧点数量少，刮痧后加温灸为补法。补法适用于年老、体弱、久病、重病和体形瘦弱之虚证患者。

泻法

刮拭按压力大，刮拭速度快，刺激时间较短，刮拭逆着经脉运行方向，出痧点数量多，刮痧后加拔罐为泻法。泻法适用于年轻体壮、新病急病和形体壮实的患者。

平补平泻法

平补平泻法介于补法和泻法之间。有三种刮拭方法：

1. 刮拭按压力大，速度较慢；
2. 刮拭按压力小，速度较快；
3. 刮拭按压力中等，速度适中。

平补平泻法常用于日常保健或虚实不明显，或虚实夹杂患者的治疗。

刮痧部位的注意要点

按照刮痧部位，可以笼统地分为全身刮痧和局部刮痧。局部刮痧是指专门刮拭身体的某一个部位，比如头、肩、背、四肢等部位，在刮拭不同部位的时候，都会起到不同的保健作用。

头部

刮拭方法：头部有头发覆盖，需在头发上面用刮痧板刮拭，无须涂抹刮痧润滑剂。

为了增强刮拭效果可使用刮板薄面边缘、刮板角部或梳状刮板刮拭。每个部位刮20～30次左右，直至头皮感到发热为宜。

刮痧手法可采用平补平泻法，施术者一手用刮痧板刮拭，另一只手扶住患者头部，保持头部稳定。

头部两侧：从头部两侧太阳穴开始，经头维、颔厌等穴位刮至风池。

头前部：从百会开始，经过前顶、百会、通天、五处、头临泣等穴位刮至前头发际。

头后部：从百会开始，经过后顶、脑户、哑门等穴位刮至后头发际。

全头部：以百会为中心，呈放射状向四周发际处刮拭，覆盖全头部穴位和运动区、感觉区、语言区等。

适应证：刮拭头部有改善头部血液循环，疏通全身阳气之功效。可预防和治疗中风、中风后遗症、神经衰弱、各种头痛、脱发、三叉神经痛、失眠和感冒等疾病。

面部

刮拭方法：面部刮拭应根据面部肌肉的走向，由内向外。因面部出痧影响美观，手法宜轻柔，以不出痧为度，无须涂抹刮痧润滑剂。

可用温开水湿润皮肤后刮拭，手法多用补法，刮拭时间宜短，忌重力大面积刮拭。

前额部：从前额正中线开始，经印堂、鱼腰、丝竹空等穴位分别朝两侧刮拭，上方刮至前发际，下方刮至眉毛。

两颧部：由内向外刮拭，经过承泣、四白、下关、听宫、耳门等穴位。

下颌部：以承浆为中心，经地仓、大迎、颊车等穴位，分别向两侧刮拭。

适应证：刮拭面部有美容、养颜、祛斑的功效，可预防和治疗颜面五官科的疾病。

颈项部

刮拭方法：刮拭颈项部大椎穴时，用力要轻柔，用补法，可用刮板棱角刮拭，以出痧为度。刮颈部两侧风池至肩井时要采用长刮法，一次到位，中途不停顿。颈部到肩上肌肉较丰富，用力可重些，即用按压力重、频率慢的手法。

颈项部正中线：从哑门刮至大椎。

颈项部两侧：从风池开始，经过肩中俞、肩外俞、秉风刮至肩井、巨骨。

适应证：颈项部是人体十二正经中的手、足三阳经及督脉循行的必经之路，经常刮拭具有育阴潜阳、补益正气、防治疾病的功效，可主治颈椎病、头痛、感冒、近视、咽炎等疾病。

背部

刮拭方法：方向是由上向下，一般先刮背正中线的督脉（从大椎刮至长强），再刮位于正中线旁开5厘米和10厘米的两侧的膀胱经和位于正中线旁开1.7厘米的夹脊。刮拭背部正中线手法宜轻柔，用补法，不可用力过重，以免伤及脊椎。可用刮板棱角点按棘突之间。刮拭时要视患者体质、病情合理选用补泻手法，用力要均匀，中间不要停顿。

适应证：督脉和足太阳膀胱经所有穴位都与人体的五脏六腑有联系，故刮拭背部可预防和治疗全身五脏六腑的病症。背部刮痧还可用于疾病的诊断，如刮肾俞部位有压痛和大量痧斑，表示肾脏有可能发生了病变，其他穴位类推。

胸部

刮拭方法：胸部正中线刮拭可从天突穴开始，经膻中穴向下刮至鸠尾穴。胸部两侧刮拭，从正中线由内向外，先左后右，用刮板整个边缘由内向外沿肋骨走向刮拭。刮拭胸部正中线用力要轻柔，不可用力过重，宜用平补平泻法，乳头处禁刮。

适应证：主要治疗心肺二脏疾病，如冠心病、心绞痛、心律不齐、慢性支气管炎、支气管哮喘、肺气肿、肺心病等疾病。另外可预防和治疗妇科乳腺小叶增生、乳腺炎、乳腺癌等疾病。

腹部

刮拭方法：刮拭腹部正中线，从鸠尾穴开始，经过中脘穴、关元穴刮至曲骨穴。刮拭腹部两侧，从幽门穴刮至日月穴。空腹或饱餐后禁刮，腹部近期手术者禁刮，肝硬化、肝腹水、肠穿孔患者禁刮，神阙穴禁刮。

适应证：主治肝、胆、脾、胃、肾、膀胱、大小肠等脏腑病变，如慢性肝炎、胆囊炎、消化性溃疡、呕吐、胃痛、消化不良、慢性肾炎、前列腺炎、前列腺肿大、便秘、泻泄、月经不调、卵巢囊肿、不孕症等疾病。

四肢

刮拭方法：刮拭四肢采用长刮法，刮拭距离尽量长。遇到关节部位应抬板，不可重力强刮。四肢皮下如有不明包块、感染、破溃、痣瘤等，刮拭时应避开。对下肢静脉曲张和水肿患者，刮拭方向应从下往上。

上肢内侧：方向由上向下，尺泽可重刮。

上肢外侧：方向由上向下，在肘关节处可作停顿，或分段刮至外关。

下肢内侧：方向由上向下，经承扶至委中，由委中至跗阳，委中重刮。

下肢外侧：方向由上向下，从环跳至膝阳关，阳陵泉至悬钟。

适应证：四肢刮痧可预防和治疗全身疾病。如刮拭上肢内侧手太阴肺经，可防治呼吸系统的病症；刮拭足阳明胃经，可防治消化系统的疾病。

膝关节

刮拭方法：膝关节的结构较为复杂，刮拭时宜用刮板棱角刮拭，以灵活掌握刮拭力度和方向，避免损伤膝关节。膝关节积水患者，不宜局部刮拭，可选取远端穴位刮拭。膝关节后方、后下方刮拭时易起痧疱，宜轻刮。静脉曲张及水肿患者，刮拭方向由下向上。

膝眼部：用刮板的棱角先点按膝眼凹陷处，然后再向外刮出。

膝关节前部：膝关节以上部分，从伏兔开始，经阴市刮至梁丘；膝关节以下部分，从犊鼻刮至足三里。

膝关节内侧部：从血海刮至阴陵泉。

膝关节外侧部：从膝阳关刮至阳陵泉。

膝关节后部：从殷门刮至委中、委阳，委中重刮。

适应证：主治膝关节病变，如增生性膝关节炎、风湿性关节炎、膝关节韧带损伤、肌腱劳损等。另外，刮拭膝关节部对腰、背部疾病、胃肠疾病也有一定的预防和治疗作用。

刮痧前的准备措施

做好、做足刮痧的准备能够为刮痧开个好头,否则影响刮痧的保健效果,甚至会加重病情。所以在刮痧之前一定要做好充足的准备。

选择刮具

刮痧板应边缘光滑,厚薄适中,检查其边缘有无裂纹,以免刮伤皮肤。

刮痧前的消毒

施术者在刮痧前,需进行消毒工作。消毒包括刮具的消毒,施术者双手及患者待刮皮肤部位的消毒。消毒液可用75%的医用酒精。

刮痧注意事项

一般每个部位刮20~30次左右,以患者能耐受或出痧为度,每次刮拭时间以20~25分钟为宜。初次刮痧时间不宜过长,手法不宜过重,不可一味片面追求出痧。每个刮出红色瘀点或瘀斑的部位必须7天后才能再刮,或在此期间更换其他部位,直到患处清平无斑块,病症自然痊愈。通常连续治疗7~10次为1个疗程,间隔10天再进行下1个疗程。

刮痧后皮肤表面出现红、紫、黑色的斑点或斑块的现象,称为"出痧"。刮拭半小时后,皮肤表面的痧逐渐融合成片。深部斑块样痧逐步向体表扩散,约10多个小时后,皮肤表面逐渐呈青紫色或青黑色。

晕刮的原因和处理方法

晕刮就是在刮痧过程中或刮痧过后发生的晕厥现象。患者可出现面色发白、恶心、头上出冷汗、心慌、四肢发冷等症状。严重者还会出现血压下降,神志昏迷的现象。

晕刮产生的原因

患者对治疗刮痧缺乏了解,精神过度紧张或对疼痛特别敏感。患者空腹、熬夜及过度疲劳。施术者刮拭手法不当,如体质虚弱、出汗、吐泻过多或失血过多等虚证,采用了泻法刮拭。刮拭部位过多,时间过长,也会导致晕刮。

晕刮的处理

应立即停止刮痧治疗,迅速让患者平卧,取头低脚高体位,注意保暖。抚慰患者勿紧张,给其饮用一杯温糖开水。用刮痧板角重刮百会穴,刮板棱角轻按人中穴,重刮内关、足三里和涌泉穴。静卧片刻患者即可缓解。

晕刮的预防措施

1.选择正确的刮痧体位,使患者感觉舒适。

2.避免空腹、过度疲劳、熬夜后刮痧。

3.根据患者体质选用适当的刮拭手法。对体质虚弱、出汗、吐泻过多、失血过多等虚证,宜用补法。

4.每次刮痧时间不超过25分钟。

5.注意观察患者的反应,防止晕刮的发生。

你必须知道的刮痧宜忌

刮痧疗法同其他任何一种疗法一样,都不是万能的,有它的适应证和禁忌证。有些病症可以单独采用刮痧疗法;有些病症以刮痧疗法为主,辅以其他疗法;有些病症则禁忌刮痧疗法。

禁忌证

1.有出血倾向的疾病,如血小板减少症、过敏性紫癜、白血病、血友病等,以及有凝血障碍的患者。

2.危重病症,如急性传染病、严重心脏病等。

3.新发生的骨折部位不宜刮痧。外科手术瘢痕处应在手术后2个月,在医生指导下局部刮痧。

4.传染性皮肤病不宜刮痧,如疖肿、痈疮、瘢痕、破溃性传染性皮肤病、不明原因的皮肤包块等,病灶部位禁刮。

5.年老体弱、空腹、过度疲劳、熬夜过度者,不宜刮痧。

6.对刮痧过度紧张恐惧或过敏者。

7.孕妇、经期妇女,下腹部及三阴交、合谷、昆仑、至阴等禁止刮痧。

禁刮部位

1.皮肤有疖肿、痈、瘢痕、溃疡,原因不明的包块、黑痣处等,或患有传染性皮肤病的病灶部位处。

2.急性创伤、扭挫伤的局部。

3.大血管分布处,特别是颈总动脉、心尖搏动处。

4.五官,前后二阴,肚脐(神阙)等不宜刮。

第二章

拔走体内毒素,祛除健康负因素

拔罐疗法原理

拔罐疗法又称"火罐法"、"吸筒法",是指运用各种罐具,经过排出其中的空气产生负压,使之吸附于皮肤表面,通过局部的负压和温热作用,引起局部组织充血和皮内轻微的瘀血,促使该处的经络畅通,气血旺盛,从而达到相应治疗作用的一种常用外治方法。具有活血、行气、止痛、消肿、散结、退热、祛风、散寒、除湿等作用,并且具有操作简便、易于掌握、疗效显著、使用安全、无副作用等优点。

中医传统理论与认识

中医理论体系的基本特点之一为整体观念,即认为事物是一个整体,事物内部的各个部分是相互联系不可分割的。事物与事物之间也有密切的联系,整个宇宙也是一个大的整体。中医从这一点出发,认为人体是一个有机的整体,以五脏、六腑为中心,四肢百骸通过经络系统的沟通联络,使内外相通,表里相应,彼此协调,相互为用,并通过精、气、血、津液的作用,实现整体的生命活动。

刺激机体的某个部位或某个部位发生变化时,都会引起相应的全身性反应。人体能够保持着阴阳平衡,气血流畅,进行正常的生理活动,主要是依靠体内的"自控调节系统"来实现的。这种自控调节系统的结构是由大脑-脊髓-经络(包括运行其间的气血、津液)和皮部组成。中医学的发病学认为:疾病正是在致病因素的作用下,引起机体阴阳的偏盛偏衰、脏腑气血功能紊乱所致,即脏腑功能失调。病从外入，必先见于外。病邪由外入内经皮－络－经－腑－脏是疾病的基本传变次序；反之，病从内生，必形见于外，全身病变反映于局部，局部反映了内部病变。

拔罐疗法正是遵循中医理论，在中医的阴阳五行学说、脏腑经络学说及针灸腧穴学说的指导下，随罐具、操作方式、穴位选择、配合疗法等方面的不同，而分别具有：调节阴阳、疏通经络、活血行气、温经散寒、消肿止痛等不同疗效，从而可将体表、经络的局部病灶，乃至脏腑中的各种致病因素，得以祛除，使失调的脏腑功能得以恢复，最终使疾病痊愈。

综合历代医家关于拔罐疗法的临床应用与理论认识，可以归纳拔罐疗法保健治疗作用的主要原理有以下10个方面。

调整阴阳：阴阳贯穿于中医理论体系多个方面，说明人体组织结构，生理功能，疾病的发病规律，指导临床诊断、治疗。

人体的生命活动，正是由于阴阳双方保持着对立统一的协调关系的结果。正是这种"阴平阳秘""阴阳调和"，才保持了人体各组织器官、脏腑的生理功能，即阴阳处于相对平衡状态。如果因某种原因，阴阳的平衡遭到破坏，则致阴阳失调，会使机体发生疾病。《黄帝内经》中提到"阴胜则阳病，阳胜则阴病；阳胜则热，阴胜则寒"。《素问·调经论》载，"阳虚则外寒，阴虚则内热"。所以，调理阴阳，恢复阴阳的相对平衡，就成为治疗的关键。

拔罐调整阴阳的作用，一方面是通过经络腧穴的配伍作用，另一方面是通过与其他方法配合应用来实现的。例如，拔关元可温阳散寒，拔大椎可以清泄阳热。再如脾胃虚寒引起的泄泻，可取足阳明胃经和足太阴脾经的穴位，以及背部腧穴等，并在拔罐前后配合灸法，以温阳散寒。肝阳上亢或肝火上炎而引起的项背痛、头痛、高血压等，则可取大椎穴，用三棱针刺血后加拔火罐，以清泄肝之阳热。诸如此类，通过拔罐治疗，使机体的阴阳之偏胜、偏衰得以纠正，促使阴阳转化、消化，达到阴阳平衡，调整某些脏器之功能。

疏通经络：人体的经络系统似网络，纵横交错，遍布全身，内属于脏腑，外络于肢体，将人体内外、脏腑、肢节连成为一个有机的整体，承担着人体的五脏、六腑、四肢、百骸、五官、九窍的气血运行、输布、濡养、联络、调节的作用。因而它不仅把气血输送到各个组织器官去，而且使人体内外、上下、左右以及各个组织器官之间，保持着有机的密切合作、协调与平衡，若经络气血功能失调，破坏了人体的正常生理功能，就会产生种种病变。可见经络气血失调是疾病产生的又一重要原因。

拔罐疗法根据经络与脏腑在生理、病理上的相互影响的机制，通过对经络、腧穴的负压吸引作用，在脏腑经络气血凝滞或经脉空虚时，引导营卫之气复来输布，鼓动经脉气血，濡养脏腑组织器官，温煦皮毛；同时使衰弱的脏腑机能得以振奋，鼓舞正气，加强祛除病邪之力，从而使经络气血恢复正常，疾病得以祛除。《灵枢·经别》载："夫十二经脉者，人之所以生，病之所以成，人之所以治，病之所起，学之所以始，工之所止也。"也就是说，人体只有保持着阴阳平衡，气血流畅，经脉相通，才能百病不生，经脉"不可不通""脉道以通，血气乃行"。临床常用的循经拔罐法、走罐法及刺络（刺血）拔罐法等，均有明显的此项功能。

调整气血：气血是人体生命活动的物质基础，对于人体具有十分重要的多种生理功能。《难经·八难》说："气者，人之根本也。"《素问·五脏生成篇》说："肝受血而能视，足受血而能步，掌受血而能握，指受血而能摄。"由此可以看出，通过经络、血脉，气血对人体起推动、温煦、濡养等重要作用。气属阳，血属阴，气血的偏胜偏衰导致了体内的阴阳失衡。阴阳失调，脏腑之气与经络之气亦随之发生逆乱。脏腑之气与经络之气是构成脏腑、经络的最基本物质，又是推动和维持脏腑、经络进行生理活动的物质基础。脏腑功能失调，心脏的搏动、肺的宣发与朝百脉、肝的疏泄等必然失调，影响了气血的运行。经络之气逆乱、营卫气血的运行被阻，则发生痿痹等病。寒则气凝，瘀则气滞，气行则血行，气滞则血瘀。由于寒、气、血的互为因果，从而形成气滞血瘀之病变。拔罐疗法则从其穴前导之，或在对应之穴启上，使所闭之穴感受到刺激，循经传导，则所滞之气血亦缓慢通过其穴，而复其流行，起到疏通经络、行气活血、调和营卫、增强体质的作用。拔罐又通过"吸拔""温通"作用，促增血液流量，使人体气血畅通，达到活血行气的作用。

化瘀散结：血瘀是疾病过程中形成的病理产物，又是某些疾病的致病因素。瘀血形成之后，不仅失去正常血液的濡养作用，而且反过来又会影响全身或局部血液的运行，产生疼痛。另外出血或经脉瘀塞不通，内脏发生积滞，还会产生"瘀血不去，新血不生"等不良后果。拔罐作用于肌表，通过对经络、穴位或病变部位产生负压吸引作用，使体表组织产生充血、瘀血、出血、放血等变化，改善血液循环，使经络血活气通，则瘀血化散，壅滞凝滞得以消除，经络气血畅通，组织皮毛、五脏六腑得以濡养，鼓舞振奋人体气血功能，人体生命活动恢复正常。

温经散寒：寒为阴邪，易伤阳气。"阴胜则阳病"，阳气受损，失其温煦气化作用，出现阳气衰退的寒证。寒性凝滞、收引主痛。凝滞即凝结、阻滞不通之意，人体气血津液运行痹阻；收引即收缩牵引之意，可使气机收敛，腠理、经络、筋脉收缩而挛急，出现气血凝滞、血脉挛缩而头身疼痛，脉紧，筋脉拘急而肢体屈伸不利或冷厥不仁。火罐吸着皮肤的温热刺激，通过局部皮肤感受器、经络，传导给相应的组织器官，使体内寒邪得以拔出体外，从而达到"温经散寒"的双重治疗功效。

通利关节：风、寒、湿等邪侵袭人体，痹阻于筋脉，致使关节发生红、肿、热、痛等病理变化，进而导致机体活动障碍，主要病机是因气血痹阻不通，筋脉关节失于濡养而疼痛、拘急屈伸不利。拔罐疗法有祛风散寒、祛邪除湿、温通筋脉、疏通气血的作用，通过其温热、机械刺激及负压吸拔作用，吸出筋肉血脉中的风寒，逐其湿气，从而使筋络之邪得以祛除，气血畅通，筋脉关节得以濡养、通利，按着腧穴在患处施行此法，通利关节之效更显。

消肿止痛：所谓"不通则痛"，风、寒、湿、瘀等致病因素作用于人体，经脉气血运行不畅，致使局部发生红、肿、热、痛等一系列病理变化，同时疼痛又进一步加重气血的痹阻。拔罐具有活血散瘀、温经散寒、通利关节等作用。经脉通畅，气血运行无阻，故而"通则不痛"。清代赵学敏《本草纲目拾遗》称拔罐为火气罐，用以治疗风寒头痛、眩晕、风痹及腰痛等证。

发汗解表：肌表是人体的藩篱，外感六淫伤人，一般都先出现表证，此时邪气较浅，可通过宣发肺气、调畅营卫、开泄腠理等作用，通过人体的漐漐汗出，使在肌表的外感六淫之邪随汗而解。

《素问·阴阳应象大论》说："其在皮者，汗而发之""风寒邪气随气水出"。拔罐通过吸着作用、温热及良性刺激的神经反射作用，达到发汗，祛除风、寒、湿邪的作用。此作用不仅主要治疗外感六淫的表证，对凡是腠理闭塞、营卫不通而寒热无汗或腠理疏松虽汗出而寒热不解的病证，如麻疹、疮疡、水肿、疟疾等初起之时兼表，或需先除表证时皆可用之。

托毒排脓：湿热火毒之邪蕴结局部，阻碍气血运行，而出现红、肿、热、痛、脓成、化脓等一系列表现，日久火热毒邪伤及阴液而出现阴虚内热或热毒炽盛的实热之证，危及生命。由于罐内形成负压，吸力很强，对毒气郁结、恶血瘀滞之症，在未成脓之时，施以拔罐疗法，可使毒血吸出，气血疏通，瘀阻消散。尤其是针刺之后拔罐效果更好，已经化脓时，可拔毒排脓，症状迅速减轻。

扶正补虚：中医学认为，疾病的发生关系到人体正气与邪气（致病因素）两个方面。正气指人体的机能活动和其抗病、康复能力。邪气是指各种致病因素，如外感六淫、痰饮、瘀血以及跌扑损伤等。疾病的发生和变化即是在一定条件下邪正斗争的反映。正能胜邪则不发病，邪胜正负则发病。《素问·评热病论》说："邪之所凑，其气必虚。"《素问·遗篇刺法论》说："正气存内，邪不可干。"由此可看出，正气不足是疾病发生的内在原因，邪气是发病的重要条件。随着邪正双方的变化，疾病表现出两种不同的病机和证候，在临床治疗疾病时，应按照"实则泻之，虚则补之"的法则进行，但当先泻去脉中的邪气而后再调其虚实。

拔罐疗法除具有拔除体内的各种邪气，使邪去正安的作用外，还具有扶助正气的作用。

拔罐通过对机体局部的良性刺激，再依靠人体自控调节系统的传达与调节，从而起到调整某些脏器功能的作用，使之达到扶正祛邪、阴阳平衡的功效。如脾胃虚寒性胃痛治疗则应以扶正为主，可选用上腹部和背部的腧穴，行拔罐治疗。再如荨麻疹由于营血虚弱，卫外失固，腠理空虚，风邪乘虚侵袭肌肤而引起，治疗时可在病变局部进行刺血拔罐，以祛除风邪，配合曲池、血海以调营扶正，邪气祛除，营卫调和，则病自愈。许多临床实践证明，刺血拔罐法祛邪作用最佳，而火罐及熨罐法的温阳扶正作用最佳。对于常人，通过循经拔罐法或对小儿消化营养不良者，背俞穴拔罐、走罐，可起到补虚泻实、畅行气血、扶正固本、调整阴阳、祛病强身、防病保健的作用。

现代医学对拔罐作用的认识

随着科学的发展，医学研究模式的改变，人们对非药物疗法的认可，更多的人乐于接受拔罐疗法。根据各方面的研究结果，可把拔罐疗法的现代作用机制综合归纳为以下10个方面。

机械刺激作用： 拔罐疗法是一种刺激疗法。在拔罐时由于罐内空气热胀，继之冷却，压力大降而形成负压（或用其他器具将罐内空气抽出而形成负压），具有相应吸引力。通过罐内的负压，使局部的组织充血、水肿，产生刺激作用和生物学作用。负压吸拔力越大，刺激强度就越大，反之，则越小。

人体感受其刺激，通过神经体液机制，反射性地调节兴奋和抑制过程，使整个系统趋于平衡，增强机体的抗病能力。在临床实践中，轻而缓和的拔罐，可使神经受到抑制，强而急的拔罐则使神经兴奋，过强过重的吸拔，又使神经抑制。身体处于兴奋状态时，拔罐可使其抑制；身体处于抑制状态时，拔罐可使其兴奋。

温热刺激作用： 拔罐疗法的温热作用尤以传统的火罐、油火罐、水罐、药罐较为明显，新型的负压吸罐同样能对局部皮肤有温热刺激作用，此种刺激能使局部的浅层组织发生被动充血，促使局部血管扩张、血流量增加、血液循环加速，从而改善皮肤的血液供应与营养供给，增加皮肤深层细胞的活力，增强毛细血管壁通透性及白细胞、网状细胞的吞噬能力，使局部温度升高，增强局部耐受性及机体抵抗力，提高免疫力。

消炎止痛作用：在皮肤的表层，任何刺激只要达到一定的程度都可以成为伤害性刺激，释放致痛物质导致疼痛。同时局部的组织在刺激下也发生炎症反应，产生炎性渗出物，和一系列红、肿、痛等病理变化，拔罐疗法的负压、吸吮、熨刮、牵拉、挤压皮肤和浅层肌肉的良性刺激，可引起血液的重新分配，改善神经调节，从而改善局部内环境，加速血液循环，促进病变部位组织细胞的恢复与再生。吸拔之后引起的局部血液循环的改善，可迅速带走炎性渗出物及致痛因子，减少或消除对神经末梢的刺激，消除肿胀和疼痛。

调节血液循环作用：很多疾病发生时，都表现出组织、器官微循环血流流通不畅，血管紧闭，使血液供应减少。或是血管不同程度麻痹，使血流缓慢，代谢产物不能顺利排除，营养供应不足。拔罐所产生的充血、瘀血，或者走罐、刮痧、拔罐所产生血液往复灌注，毛细血管扩张，血液循环加快，负压的良刺激，通过神经内分泌调节血管舒张功能和管壁的通透性，加强局部血液流动而改善全身血液循环。临床实践证明，用针刺激后再做吸拔有"放血"作用。经过"放血"，血管迅速恢复舒缩功能，血液流通好转，有限度放血是一种良性刺激，它的后作用是反射性调节使血管运动恢复正常。

改善血液流变性作用：从现代医学来认识，在人体正常情况下，循环血量一般保持相对平衡，在一定穴位或部位拔火罐使之充血或出血则使血液流出血管外，血管内血量减少。血管内外相对平衡环境被打破，因此组织间液，势必向血管内渗透，这样亦影响了细胞内外液的变化及离子的变化，同时影响血液化学成分，如营养素、调理素、干扰素、酶系统以及pH的平衡，当然也影响到血管壁上分布的神经，如肾上腺素能神经和胆碱能神经。这些都向有利于机体方面转化。

改善微循环作用：微循环的主要功能是进行血液与组织间物质的交换。拔罐疗法可调整微循环功能，促进局部血液循环，从而调节新陈代谢，改变局部组织营养，而且还能使淋巴循环加强。淋巴细胞的吞噬能力活跃，增强机体抵抗力，消除疾病，恢复身体各部位的正常功能。

调节免疫功能作用：拔罐疗法有增强机体抗病能力的作用，可使白细胞总数增加并且提高了白细胞的吞噬能力，大大提高了机体的防御免疫能力。

调节神经系统的作用：拔罐疗法出现的溶血现象，释放组胺神经介质，给予机体一系列微弱的良性刺激。此种刺激首先作用于神经系统的末梢感受器，经向心传导，达到大脑皮质；加之拔罐疗法对局部皮肤的温热刺激，此种刺激作用则可通过皮肤感受器和血管感受器的反射途径传到中枢神经系统，发生反射性兴奋，借以调节兴奋和抑制过程，使之趋于平衡，以加强大脑皮质对身体各部分的调节和管制功能，使患者皮肤相应的组织代谢旺盛，吞噬作用增强，促进机体恢复其机能。这种双向神经调节功能，实际上是针对人体病理特征进行良性调节，拔罐疗法有调节神经系统功能，可以治疗某些神经机能失调的病症。吸拔头面穴位可以治疗神经性头痛、失眠、神经衰弱等；吸拔背部穴位能催吐，又可以治疗神经性呕吐；吸拔腹部穴位可以治疗肠麻痹和腹泻。

双向良性调整作用：拔罐疗法具有双向的良性调节作用，除对血液循环、神经具有双向调节作用外，对心率、血压、呼吸、消化、内分泌等亦具有此作用。对心动过速时减慢，心动过缓时加快；高压使之降低，低压使之升高；增加肺的通气量，呼吸功能加以改善；当胃肠处于抑制状态时，拔罐可兴奋胃肠功能，反之抑制胃肠功能，可使胃下垂上提，十二指肠壁龛影愈合；可使增高的血清胃泌素下降等。这种双向调节作用是与疾病好转相一致的。

解毒作用：拔罐产生的负压可使消亡的上皮细胞加速脱落，使局部毛细血管扩张，皮肤及皮下组织的血液流量增加，改善皮肤的呼吸作用，更有利于汗腺与皮脂腺的分泌，协助和加强了肾脏排泄体内新陈代谢的废物。负压使皮肤表面产生微气泡溢出，排出组织的"废气"，加强了局部组织的气体交换，从而使体内的废物、毒素加速排出，加强了新陈代谢。

拔罐又可增加机体内的氧化过程，进行保健治疗后，可使氧的需要量增加10%～15%，排氮量、排尿量和二氧化碳的排泄量都有所增加，促进体内的脂肪代谢，减少脂肪在体内各部位的储存和积累，从而可起到减轻体重的效果。

拔罐罐具的特点

传统罐具有竹罐、陶瓷罐、玻璃罐、兽角罐、金属罐和木罐。在传统罐具的基础上，结合现代医疗技术产生了很多新型罐具，主要有以下几类。

按罐具材料分类

塑料罐：用耐热塑料压制而成。其规格和型号与玻璃罐相似。

适用：抽气排气法。

优点：轻便易携带，不易破裂。

缺点：不能观察罐内变化，并易于老化。

橡胶罐：是用具有良好伸缩性能的橡胶制成的。主要依据玻璃罐的形状和规格而制成。

口径小至可用于耳穴，大到可容纳整个人体；根据治疗的不同需要，有的还在罐内作一个凹斗，放入不同的药物，以增强拔罐治病的效果。

适用：抽气排气法。

优点：消毒便利，携带方便，不必点火，不破损，适用于耳、鼻、眼、头皮、腕踝部和稍凹凸不平等特殊部位。

缺点：价格高，负压吸引力不够强，无温热感，只能用于吸拔固定部位，不能用于走罐等其他手法，不能用高温消毒，不透明，无法观察。

砭石罐：用砭石制成。其规格和型号与玻璃罐相似。

适用：抽气排气法。

优点：轻便易携带，不易破裂。

缺点：不透明，不能观察罐内变化。

按配用治疗仪器分类

电热罐：罐内安有电热元件，有艾灸效应。

红外线罐、紫外线罐、激光罐：配红外线、紫外线灯管、激光发生器的罐具分别命名为红外线罐、紫外线罐、激光罐，各具有相应治疗作用。

刺血罐：将刺血器安置于罐顶中央，可在拔罐过程中起刺血作用。

灸罐：罐内可架设艾条，是待灸后再排气的罐具。

离子透入罐、磁疗罐：是分别安有离子透入器设备和磁铁的罐具。

按罐具型号大小及用途分类

微罐：用于眼、耳、头皮、腕踝部的口径很小的罐具，多为橡胶制成，最小者口径仅1毫米。

肢罐：可容纳指、趾、上肢、下肢、半个身躯的罐具，考虑应用部位的特殊性，罐体用有机玻璃制成，与人体接触的需封闭部位以具有良好伸缩性能的橡胶制成，上肢、下肢、躯体部位的罐具形状各异。

鼻罐、耳罐、肛罐：因用于特殊部位而得名，多为橡胶制成，也有以玻璃或有机玻璃制成连接抽气设备的，其形状因部位和临床需要而各异。

排气方法分类

抽气排气罐：是指用抽出罐中气体方法排气的罐具，主要有以下4种：注射器或空气唧筒排气罐、橡皮球排气罐、电动吸引器排气罐、旋转手轮活塞式负压拔罐。

挤压排气罐：是指用挤压罐体排气法排气的罐具，主要是橡胶罐，外形与玻璃罐具相似，优点是不怕摔、能避免烫伤、容易掌握、携带方便，患者可自己拔罐。缺点是不能观察拔罐部位的皮肤变化，负压大小的调节也不够方便。

按起罐方法分类

常见的有两类，使用较多的一类是手工起罐类，另一类是带有自动起罐器。后者是在罐具底部正中钻一个直径约0.35厘米的圆孔，在圆孔处安装自行车气门芯一只，其内外侧垫橡皮圈（可用自行车内胎制成），拧紧罐内外的螺丝，使之密闭，起罐时放松螺丝即可，优点是可避免负压大时起罐的紧痛感，也适用于初学拔罐者。

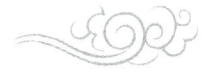

拔罐配用材料

拔罐除了要准备罐具之外,还要根据不同罐法准备辅助用品,比如火罐需要准备燃料,刺络罐需要准备针,所有罐法都需要准备消毒剂。

燃料

火罐是以火热作为排气的手段,在治疗时常选用热能高而又挥发快的酒精作为首选燃料,其浓度应为75%～95%。

消毒剂与润滑剂

酒精脱脂棉球,是常用的消毒清洁用品,术前用以清洁皮肤、消毒罐具,拔罐时用以燃火排气。在拔罐过程中,有时可因失误而烫伤皮肤,故在术前还需做足准备工作,以备应急之用。

润滑剂,在治疗前涂在施术部位和罐口的一种油剂,以加强皮肤与罐口的密接度,保持罐具吸力。一般常选用凡士林、液状石蜡油、红花油、按摩乳及家庭用的植物油、清水等做润滑剂。

针具

在拔罐治疗时,因常要选用不同的拔罐法,故需准备一些必要的针具类器材,如使用针罐、刺血罐、抽气罐时,需要注射器针头、针灸毫针、三棱针、皮肤针等针具。

好学易做的基础拔罐法

拔罐的方法很多,各有不同的操作要领,罐具要求,适用症也各不相同。

留罐法

又称坐罐法,是指罐拔在应拔部位后留置一段时间的拔罐方法。是历史最悠久,适用最广泛的一种拔罐法,在医院治疗及家庭保健中都经常被使用。

※ 适用范围

适用于以寒邪为主的疾患。脏腑病、久病,病位局限、固定、较深者,多选用此方法。如经络受邪(外邪)、气滞血瘀、外感表证、皮痹、麻木、消化不良、神经衰弱、高血压等病症,用之均有疗效。

※ 操作要领

凡病变部位较小或压痛点为一点,可用单罐;病变范围广泛,病情复杂者,用多罐。根据罐具多少不同,又分为单罐留罐法和多罐留罐法两种。后者因罐具距离与罐数不同,又分为密排法(罐距小于3.5厘米)、疏罐法(罐距大于7厘米)。留罐时间一般为10~25分钟,小儿和年老体弱者以5~15分钟为宜。用多罐拔罐时,宜采用先上后下和从外向内的顺序;罐具的型号应当是上面小下面大。

※ 注意事项

病情实证多用泻法,单罐用口径大、吸拔力大的,多罐用密排罐法（吸拔力大），吸气时拔罐，呼气时起罐；虚证多用补法，单罐用口径小、吸拔力小的，多罐用疏罐法（吸拔力小），呼气时拔罐，吸气时起罐。留罐法可与走罐法结合使用，即先用走罐法，后用留罐法。

闪罐法

指将罐吸拔在应拔部位后随即取下，如此反复一拔一取的拔罐法。若连续吸拔20次左右，又称连续闪罐法。

※ 适用范围

凡以风邪为主的疾患，如肌肤麻木、疼痛、病位游走不定者，如肌肉萎缩、局部皮肤麻木或机能减退的虚弱病证及中风后遗症等，多采用此法。此外，由于此法拔后在皮肤上不留瘀紫斑，故较适合面部拔罐。皮肤不太平整，容易掉罐的部位也多用此法。

※ 操作要领

用镊子或止血钳夹住蘸有适量酒精的棉球，点燃后迅速送入罐底，立即抽出，将罐拔于施术部位，然后将罐立即取下，按上述方法再次吸拔于施术部位，如此反复多次至皮肤潮红为止。

施术者应随时掌握罐体温度，如感觉罐体过热，可更换另一罐继续操作。通过反复的拔、起，使皮肤反复地松、紧，反复地充血、不充血、再充血，形成物理刺激，对神经和血管有一定的兴奋作用，可增加细胞的通透性，改善局部血液循环及营养供应。

※ 注意事项

拔罐时要注意火屑勿落在患者身上，防止烫伤。在应用闪火法时，棉球酒精不要太多，以防酒精滴下烧伤皮肤；用帖棉法时，应防止燃着的棉花脱落；用架火法时扣穴要准，不要把燃着的火架撞翻。

走罐法

走罐法又称推罐法、拉罐法、行罐法、移罐法、滑罐法等，是指在罐具吸拔住后，再反复推拉、移动罐具，扩大施术面积的一种拔罐方法。此法且兼有按摩作用，在临床中较为常用。

※ 准备工作

本法所采用的罐具口径，应在3厘米以上，罐口宜边宽而非常光滑，以玻璃罐为宜。润滑剂可依病情需要而选用温水、酒类、油类、乳剂、油膏等。

※ 适用范围

凡某些经络、脏腑功能失调，沉寒痼冷，积聚，经脉、气血阻滞，筋脉失养，外感等疾病，如高血压、胃肠功能紊乱、心悸、失眠、坐骨神经痛、痛风等都可选用。

※ 操作要领

拔罐前，先在罐口及应推拔部位涂一些润滑剂。罐具吸住后，用手扶住罐底，用力在应拔部位上下或左右缓慢地来回推拉。

推拉时,将罐具前进方向的半边略提起,以另半边着力。一般腰背部宜沿身体长轴方向上下推拉;胸胁部宜沿肋骨走向推拉;肩部、腹部宜用罐具在应拔部位旋转移动(故又称旋罐法),四肢部宜沿长轴方向来回推拉。

需加大刺激时,可以在推拉旋转的过程中对罐具进行提、按,也可稍推拉或旋转即用力将罐取下重拔,反复多次(取罐时常有响声,又称响罐法)。

※ 操作手法

根据病情不同,宜采用不同的走罐手法。常用走罐操作手法有以下3种。

1.轻吸快推术:选用小号玻璃火罐,以吸入罐内皮肤面高于罐外3～4毫米,皮肤微微潮红为度。在施术皮肤涂以温水,以每秒钟约30厘米的速度走罐,常用于外感表证、肺卫失宣、皮痹麻木等。

2.重吸快推术:火罐吸拔后,以吸入罐内皮肤面高于罐外8毫米以上,皮肤紫红为度。施术皮肤涂以蓖麻油。走罐速度每秒钟30厘米左右。一般腹、背部用大、中号火罐,四肢用小号火罐。适宜于治疗某些经脉、脏腑功能失调的疾患,如高血压、胃肠功能紊乱、心悸失眠等多种疾病。

3.重吸缓推术:重吸后,植物油涂于施术皮肤,以每秒钟2～3厘米的速度走罐,使皮肤呈紫红色。背、腹部选用大、中号火罐,四肢用小号火罐。此术适宜于治疗沉寒痼冷、积聚、经脉气血阻滞、筋肉失于荣养等疾患,如寒湿痹、坐骨神经痛、痛风及肌肉萎缩等症。

常用体位一目了然

拔罐时的体位和治疗效果密切相关,在拔罐时,应根据拔罐部位选择适宜的体位。其原则是:能充分暴露治疗部位;使患者舒适持久;方便施术者操作。

卧位

仰卧位:取头面、胸腹、上肢掌侧、下肢前侧及手、足部的穴位时均可采用此体位。患者平卧于床上,颈部及膝部膝弯处用枕或棉被垫起。

俯卧位:取头颈、肩背、腰骶及下肢后侧诸穴时可采用此体位。患者双手屈曲抱枕,面向下,下肢平放,俯卧于治疗床上。

侧卧位:取周身的各个部位诸穴时均可用此体位。患者侧卧于治疗床上,下肢可呈屈曲状。

坐位

正伏坐位:适用于头部、颈项及肩背部取穴。患者端坐于一方凳上,两腿自然下垂,双手屈曲,头向前倾靠于桌面上。

仰靠坐位:适用于前头部、颜面部、胸腹、腿部前侧等穴位拔罐。患者正坐,仰靠坐在椅子上,下肢落地。

侧伏坐位:取侧头部、肩背部诸穴时可用此体位。患者坐在凳或椅子上,双手侧屈和头侧向伏于桌面。

屈肘仰掌坐位:取头部、肩背部、胸部及上肢手前侧部诸穴时可用此体位。患者正坐在凳子上,双手微屈平伸伏于桌。

留罐、起罐要适度

拔罐的过程中必须严格遵守拔罐的步骤,在留罐和起罐的时候也不应大意,若有疏忽,不仅达不到疗效,还有可能发生烫伤等意外情况。

留罐

吸拔时间的长短,也是拔罐疗法临床应用应该注意的重要原则。原则上由以下因素决定。

一是根据病情的需要和患者的耐受程度而定。疼痛的疾病,需要吸拔的时间,要长一些为宜;麻痹的病证,需要吸拔的时间,要短一些为宜。

如果遇到患者疼痛感特别强烈时,就可以提早起罐;如果患者感觉舒适,罐的吸力也不很大,而局部的肌肉又比较丰满,时间就可以延长一些。

体格消瘦虚弱者,罐子吸拔的力小,时间要短,拔罐的数量要少;体质健壮肌肉丰满者,罐子吸拔的力要大,拔罐的数多,吸拔的时间要长。

患者比较敏感,耐受能力比较差,吸拔的时间要短;患者反应正常,耐受能力比较强,吸拔的时间可以长一些。新接受拔罐疗法的患者,吸拔的时间要短一些;经常接受拔罐疗法的老患者,吸拔的时间可长一些。

二是根据拔罐的形式和罐具决定。闪罐、走罐、刮罐的治疗时间以局部或罐下皮肤出现潮红或花红豆点的丹痧、痧块、痧斑、瘀斑等为度。如果采用兴奋手法,所用小罐的数要少,使用大罐数目较多,吸拔的时间要短,约10~15分钟；如果要采取抑制手法，用小罐的数要多些，大罐的数目较少，吸拔的时间要长，约15～30分钟。

起罐方法

是指拔罐疗法过程中最后一种操作方法。根据使用罐具、排气方法不同，一般分为手工起罐法和自动起罐法两种。

手工起罐法，此法为临床所常用。常规手法是用一手轻按罐具向左倾斜，另一手以食、中指按住倾斜对方罐口处的皮肤，使罐口与皮肤之间形成空隙，让空气进入罐内，吸力就会消失，则罐具自落。切不可硬拉或旋转罐具，以免损伤皮肤。

自动起罐法，起罐时，先卸掉气嘴上的螺丝帽，再抽气门芯使空气从气嘴进入罐内，则罐自落。

起罐时间

起罐时间要按病情的需要而定。如果遇到患者紧痛感特别强烈，就可以提早起罐；如果患者感觉舒适，时间可以长些，按要求时间起罐。

起罐顺序

在起多个罐具时，要按拔罐先后顺序而定。原则是先拔先起，后拔后起。还要注意上下顺序，如在背部拔多个罐时，应先上后下顺序起罐，这样起罐，可防止发生头昏脑涨、恶心呕吐等不良反应。

起罐后的局部处理

起罐后,用消毒纱布(或干棉球)轻轻拭去罐斑处的小水珠、润滑剂、血迹等。

若配合割治、挑治时,起罐后宜用消毒敷料覆盖伤口,以防感染。若局部绷紧不适,可轻轻揉按,使其放松。若皮肤干裂,涂植物油或刮痧油即可。针刺或刺络拔罐后,针口应用医用酒精消毒。

起罐后,若拔罐部位有痒感,嘱患者切不可搔抓,以免感染。罐斑处的紫绀色,可于几天内消失,不必顾虑。

起罐后,应嘱患者适当休息一下,缓解疲乏感觉,忌当风口,以防外邪侵袭。

拔罐疗程

若急性病(感冒、发热等)每天1次;若病重、疼痛每天2~3次(拔罐部位要改变)。慢性病每天1次;特殊手法致瘀斑、痧块等应待瘀血瘀痕退后再拔,一般2~5天1次;亦可交替选穴每日1次;一般治疗7~10天为一疗程,间隔3~5天,再行第二疗程。急性病治疗2~3次,慢性病治疗2~3个疗程无明显效果,应改用其他疗法。如果手法得当,选穴准确均会收到满意效果。

保证拔罐效果的操作秘诀

拔罐可以调节脏腑功能,改善人体新陈代谢,疗效比较显著,但是在拔罐的时候也应该注意以下几点,方能保证拔罐的效果。

掌握拔罐吸力

拔罐时吸拔力的大小与扣罐时机及速度、罐具的大小、罐内温度等因素有关。用火力或水煮、水蒸气排气拔罐时,若罐内温度高,扣罐速度快,罐具深而大,则吸拔力大,反之则小。

防止罐具脱落

拔罐时,患者不要随便移动体位,以免罐具脱落,影响拔罐的效果。罐具数目多时,距离不宜排得太近,否则会因罐间互相挤压而致脱落。

拔罐时间长短要适宜

如病情重、病灶深,及疼痛性疾病,拔罐时间宜长;病情轻、病灶浅及麻痹性疾病,拔罐时间宜短。

拔罐部位肌肉丰厚(如臀部、大腿部),拔罐的时间可略长;拔罐部位肌肉薄(如头部、胸部、背部),拔罐的时间宜短。

气候寒冷时,拔罐时间可适当延长;天热时则相应缩短。体质强壮,青年人,拔罐时间可适当延长;体质虚弱,老年人或7岁以下儿童则相应缩短。

适当掌握治疗间隔时间

治疗的间隔时间主要根据病情决定。慢性疾病或病情和缓的,不必天天拔,以每隔1～2天或3～5天拔1次为宜;病情急者,一般每天1次,如急性胃肠炎、感冒等病,也可每天2次,甚至3次,不必分疗程;对连续几天拔罐的患者,应轮换拔罐部位;若慢性病,以5～10次为1疗程,若不愈,可休息2～3天再继续治疗;若患者感觉到疲劳,应休息几天再拔罐。

注意起罐手法

起罐时,手法宜轻缓,以一手指抵住罐口边的皮肤,按压一下,使空气进入罐内,罐子即自行脱落,不可硬拉强搬或旋转。

如何避免异常反应

拔罐疗法从现代医学观点来看,是一种无创伤性的物理学刺激疗法,但如果操作不慎,会发生烫伤或者感染等意外事件,因此在家拔罐应该严格操作,以防发生意外。

如何避免异常反应

拔罐时为了避免异常反应的发生,施术者应该注意以下几个方面。

1.做好准备,消除患者紧张情绪和恐惧心理。

2.个体有别,病症不同,吸力适当,时间相宜。

3.选择合适穴位、部位,避开骨端凸隆处、神经血管敏感处、创面和不宜拔罐的部位。

4.选择合适口径大小和质地较好的罐具,避免罐口不平或裂纹、底阀漏气等。

5.询问患者感觉和注意观察罐内的皮肤变化,如有水泡、过度隆起或感觉疼痛等,应及时处理。

6.罐法配合应用得当,特别是留罐、走罐、闪罐、刮罐等,既要对症病情,又要患者接受。

7.拔罐后如果局部瘀血严重或者疼痛,可轻轻按摩拔罐部位,即可缓解。

8.过度饥饿、疲劳、饮酒的患者,尽量施轻手法罐法或不要施术。

9.在拔罐过程中,如有晕罐现象,应立即停止,并采取应急救治。

拔罐术后处理

拔罐疗法在操作上虽然比较安全，但是在拔罐之后也有可能会出现水泡等现象，因此拔罐之后的护理也十分重要，不可忽视。

※ 水泡的处理

烫伤、吸拔过久、皮肤过敏，比较容易出现水泡。一旦发生水泡，要防止擦破，可涂少许碘伏，也可不作处理，任其自然吸收。如果水泡较大，可用消毒毫针刺破放出泡液，或用消毒注射器抽出水泡内液体，然后敷依沙吖啶纱布，再用消毒干敷料覆盖、固定。但此处不宜再拔罐，待愈合后，方可拔罐。但因为治疗需要的水泡则应注意保护，应由其自然吸收，因其渗出液的自然吸收过程对于增强免疫功能有很大的临床意义。

※ 罐具的保管

罐具使用后要认真清洗，采用适当的方法消毒。罐具要妥为保管，竹罐不宜放在火烤和日晒的地方，也不宜浸泡在水中；如果是陶瓷罐、玻璃罐等，切忌相互碰撞，以免造成毛口。

第三章

艾灸补阳气，为健康增添正能量

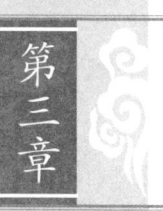

认识艾灸的材料与制作方法

艾灸,古称灸。《说文解字》说:"灸,灼也,从火音灸,灸乃治病之法,以艾燃火,按而灼也。"可见,灸法是用艾绒或药物为主要灸材,点燃后放置于腧穴或病变部位,进行烧灼和熏熨,借其温热刺激及药物作用,温通气血、扶正祛邪,以防治疾病的一种外治方法。灸法可分为艾灸法和非艾灸法两大类。艾灸法以艾绒为灸材,是灸法的主要内容,可分为艾炷灸、艾条灸等。艾产地广泛,易于采集,是最常用的施灸材料。非艾灸法,可用除艾叶以外的药物或其他方法进行施灸,有药线灸、药笔灸等。

艾叶与艾绒

艾为自然生长于山野之中的菊科多年生灌木状草本植物,中国各地均有生长,但古时以蕲州产者为佳,故特称"蕲艾"。艾在春天抽茎生长,茎直立,高60~120厘米,具有白色细软毛,上部有分枝。茎中部的叶呈卵状三角形或椭圆形,有柄,羽状分裂,裂片椭圆形至椭圆状披针形,边缘具有不规则的锯齿,表面深绿色,有腺点和极细的白色软毛,背面布有灰白色绒毛,7~10月开花,瘦果呈椭圆形。艾叶有芳香型气味,在农历的4~5月间,当叶盛花未开时采收。采时将艾叶摘下或连枝割下,晒干或阴干后备用。

※ 艾叶的化学成分

艾叶中纤维质较多,水分较少,还有许多可燃的有机物,是理想的灸疗原料。

※ 艾叶的性能

艾叶气味芳香，味辛、微苦，性温热，具纯阳之性。艾叶经加工制成细软的艾绒，便于搓捏成大小不同的艾炷，易于燃烧；艾火燃烧时热力温和，能穿透皮肤，直达体表深部。

※ 艾绒的制备

每年农历的4～5月间，采集肥厚新鲜的艾叶，放置日光下暴晒干燥，然后投于石臼中，用木杵捣碎，筛去杂梗，再晒、再捣、再筛，如此反复，即成为淡黄色洁净细软的艾绒。

※ 艾绒的贮藏

艾绒性吸水，易于受潮，平时应密闭于干燥容器内，置于阴凉干燥处保存。并于每年天气晴朗时重复暴晒几次，以防潮湿、霉烂或虫蛀，否则会影响燃烧与艾灸效果。

艾绒制品

※ 艾炷

艾绒施灸时所燃烧的圆锥体艾绒团，称艾炷。常用于艾炷灸，每燃尽1个艾炷则称1壮。

①小炷：如麦粒大，常置于穴位或病变部烧灼，直接灸用。

②中炷：如半截枣核大，相当于大炷的一半，常作间接灸用。

③大炷：如半截橄榄大，炷高1厘米，炷底直径约1厘米，可燃烧3～5分钟，常作间接灸用。

※ 艾条

艾条又名艾卷，系用艾绒卷成的圆柱形长条。一般长20厘米、直径1.5厘米，常用于悬起灸、实按灸等。根据艾条中是否含有其他药物，可分为纯艾条和药艾条两种。

首先是纯艾条。取制好的陈艾绒24克，平铺在26厘米长、20厘米宽，质地柔软疏松而又坚韧的桑皮纸上，将其卷成直径约1.5厘米的圆柱形艾条，越紧越好，用胶水或糨糊封口。

其次是药艾条。

常用药艾条取肉桂、干姜、木香、独活、细辛、白芷、雄黄、苍术、没药、乳香、川椒各等份，研成细末。将药末混入艾绒中，每支艾条加药末6克。制法同纯艾条。

太乙针灸配方历代各异。近代处方：人参125克，参三七、穿山甲（土泡）各250克，山羊血62.5克，千年健、钻地风、肉桂、川椒、乳香、没药、小茴香、苍术各500克，蕲艾、防风各2000克，甘草1000克，麝香少许，共研为末。取棉皮纸一层，高方纸二层（41厘米×40厘米），内置药末约25克，卷紧成爆竹状，外用桑皮纸厚糊6～7层，阴干待用。

雷火针灸用艾绒94克，沉香、木香、乳香、茵陈、羌活、干姜、穿山甲各9克，研为细末，过筛后，加入麝香少许。取棉皮纸二方，一方平置桌上，一方双折重复于上。铺洁净艾绒于上，用木尺轻轻叩打艾绒，使之均匀成一正方形，然后将药料匀铺于艾绒上，卷成爆竹状，以桑皮纸厚糊6～7层，阴干，勿令泄气以备用。

艾炷灸法

将艾炷放在穴位上的施灸称为艾炷灸。艾炷灸可分为直接灸和间接灸两类。

直接灸

是将大小适宜的艾炷直接放在皮肤上施灸的方法，又称为明灸、着肤灸、着肉灸。根据灸后对皮肤刺激的程度不同分为化脓直接灸和非化脓直接灸。

※ 化脓直接灸法

化脓直接灸法是用黄豆大或枣核大艾炷直接放置腧穴进行施灸，局部组织经烧伤后产生无菌性化脓现象（灸疮）的灸法，是古代最为常用的一种灸法。这种烧伤化脓现象，古称灸疮。因灸疮愈合之后，多有瘢痕形成，故又称瘢痕灸。《针灸资生经》："凡着艾得灸疮，所患即瘥，若不发，其病不愈。"可见本法必须达到化脓方有效果，灸疮的发与不发是取效的关键。

操作方法：体位对取穴有直接关系，因灸治要安放艾炷，且治疗时间较长，特别要注意体位的平正和舒适。体位放妥后，再在施灸部位上正确点穴，点穴可用圆棒蘸龙胆紫或墨笔作标记。

艾炷按要求做好，除单纯采用细艾绒之外，也可加些芳香性药末，如丁香、肉桂等，以利热力渗透。艾炷安放时，先在穴位上涂些凡士林，以增加黏附作用，使艾炷不易滚落。放好后，用线香点燃艾炷。

当艾炷燃尽熄灭后，除去灰烬，再重新换另一个艾炷点燃，这称为间断法，不易出现灸感循经传导。不待艾炷燃尽，当其将灭未灭之际，即在余烬上再加新艾炷，不使火力中断，每可出现感传，这种方法称为连续法。

当艾炷燃烧过半时，灸穴疼痛灼热，患者往往不能忍受。此时，可用手拍打穴处周围，或在其附近抓挠，或拍打身体其他部位，以分散其注意力，从而减轻疼痛。一般只有在第一壮时最痛，以后各壮就可忍受。

灸满壮数后，可在灸穴上敷贴淡膏药，可每天换贴1次。或揩尽灰烬，用干敷料覆盖，不用任何药物。

待5～7天后，灸穴处逐渐出现无菌性化脓现象，有少量分泌物，可隔1～2天更换干敷料或贴新的淡膏药。疮面宜用盐水棉球揩净，避免污染，防止并发其他炎症。正常的无菌性化脓，脓色较淡，多为白色。若感染细菌而化脓，则脓色黄绿。经30～40天，灸疮结痂脱落，局部会留有瘢痕。

如灸疮干燥，无分泌物渗出，古人称为"灸疮不发"，往往不易收效。可多吃一些营养丰富的食物，或服补气养血药物，以促使灸疮的正常透发，提高疗效。也有在原处再加添艾炷数壮施灸，以促使灸疮发作的。

临床应用：适于全身各系统顽固病症而又适于灸法者，如哮喘、瘰疬、肺结核、慢性肠胃病、骨髓炎、关节病等。

1.慢性腹泻：因脾胃虚弱、肾阳不足者，治当益肾健脾。取天枢、水分、关元、气海，或加脾俞、命门、肾俞。每次1穴，每穴5～7壮，灸后穴处先起泡、破溃，接着出现化脓反应，应勤换纱布，保持局部清洁。

2.哮喘：膻中、定喘、肺俞、丰隆，分为两组交替灸。每穴灸7壮，灸后穴处先起泡、破溃，接着出现化脓反应，应勤换纱布，保持局部清洁，30天左右灸疮结痂自行脱落。

注意事项：本法须注意体位平直舒适，灸后不可饮茶，恐泻火气。汲食须少停一二时。至于生冷瓜果均忌之。尤忌大怒、大劳、大饥、大倦，受热、冒寒。

※ 非化脓直接灸法

主要是麦粒灸。即用麦粒大的小艾炷直接在腧穴施灸，灸后不引起化脓的方法。因其艾炷小，刺激强，时间短，收效快，仅有轻微灼伤或发疱，不留瘢痕。

操作方法：为防止艾炷滚落，可在灸穴抹涂一些凡士林，使之黏附，然后将麦粒大的艾炷放置灸穴上；用线香或火柴点燃，任其自燃，或微微吹气助燃。至艾炷烧近皮肤，患者有温热或轻微灼痛感时，即用镊子将未燃尽的艾炷移去或压灭，再施第2壮。也可待其燃烧将尽，有清脆之爆炸声，将艾炷余烬清除，再施第2壮。若需减轻灸穴疼痛，可在该穴周围轻轻拍打，以减轻痛感。若灸处皮肤呈黄褐色，可涂一点冰片油以防止起疱。本法灼痛时间短，约20秒钟。一般以不烫伤皮肤或起疱为准。即使起疱，亦可在2～3日内结痂脱落，不遗瘢痕。

临床应用：适用于气血虚弱、小儿发育不良等。

1.小儿发育不良：大椎、十七椎。灸至局部红晕温热而无疼痛灼伤为度，否则小儿不易配合。一般可灸3～7壮，每日1次，10次为1个疗程。

2.气血两虚：气海、足三里（双侧）。可灸3～7壮甚而更多壮，隔日1次，10次为1个疗程。

间接灸法

又称隔物灸、间隔灸。是在艾炷与皮肤之间衬垫某些药物而施灸的一种方法。此法具有艾灸与药物的双重作用，火力温和，患者易于接受。有以下几种。

※ 隔姜灸

操作方法：将鲜生姜切成厚约0.3厘米的生姜片，用针扎孔数个，置施灸穴位上，用大、中艾炷点燃放在姜片中心施灸。若患者有灼痛感可将姜片提起，使之离开皮肤片刻，旋即放下，再行灸治，反复进行。以局部皮肤潮红湿润为度。一般每次施灸5～10壮。

临床应用：有温中、祛寒、止呕、解表作用，适用于感冒、呕吐、腹痛、泄泻、遗精、阳痿、早泄、不孕、痛经、面瘫及风寒湿痹等。

※ 隔蒜灸

操作方法：有隔蒜片灸和隔蒜泥灸两种。前者是将独头大蒜横切成约0.3厘米的薄片，用针扎孔数个，放在患处或施灸穴位上，用大或中艾炷点燃放在蒜片中心施灸，每施灸4～5壮，须更换新蒜片，继续灸治。后者将大蒜捣成蒜泥状，置患处或施灸穴位上，在蒜泥上铺上艾绒或艾炷，点燃施灸。此两种隔蒜灸法，每穴每次宜灸足7壮，以灸处泛红为度。

临床应用：有消肿、拔毒、散结、止痛的作用，故临床适用于治疗痈、疽、疮、疖、腹中积块及蛇蝎毒虫所伤等病症，近年来还用于肺结核等的辅助治疗。

※ 隔盐灸

操作方法：将纯干燥的食盐纳入脐中，填平脐孔，上置大艾炷施灸。患者有灼痛，即更换艾炷。亦有于盐上放置姜片施灸，待患者有灼痛时，可将姜片提起，保留余热至燃完一炷。一般可灸3～7壮。急性病可多灸，不限制壮数。

临床应用：此法有回阳、救逆、固脱的作用，但需连续施灸，不拘壮数，直到脉象恢复、肢体温暖、症状改善。临床上适用于急性腹痛、吐泻、痢疾、四肢厥冷和脱证等。

※ 隔附子灸

操作方法：有附子片灸与附子饼灸两种。前者将附子用水浸透后，切成0.3～0.5厘米的薄片，用针扎数孔，放施灸部位施灸（同隔姜灸法）。后者取生附子切细研末，用黄酒调和作饼，大小适度，厚0.4厘米，中间用针扎孔，置穴位上，再以大艾炷点燃施灸，附子饼干焦后再换新饼，直灸至肌肤内温热、局部肌肤红晕为度。日灸1次。

临床应用：附子味辛，性温大热，有温肾壮阳的作用，与艾灸并用，适应各种阳虚证，如阳痿、早泄、遗精、疮疡久溃不敛等症。

此外，还有隔葱灸、豆豉饼灸、黄土灸、蛴螬灸、胡椒灸、巴豆灸等。

艾条灸法

艾条灸法可分为温和灸、回旋灸、雀啄灸、太乙针灸、温针灸、温灸器灸、温灸架灸、温筒器灸、温盒灸法等。

温和灸

将艾条的一端点燃，对准应灸的腧穴部位或患处，距离皮肤2～3厘米，进行熏烤，使患者局部有温热感而无灼痛为宜，一般每穴灸10～15分钟，至皮肤红晕潮湿为度。如遇到昏厥或局部知觉减退的患者及小儿时，医者可将食、中两指置于施灸部位两侧，这样可以通过医生的手指来测知患者局部受热程度，以便随时调节施灸距离，掌握施灸时间，防止烫伤。临床应用广泛，适应于一切灸法主治病症。

回旋灸

点燃艾条，悬于施灸部位上方约3厘米高处。艾条在施灸部位上左右往返移动，或反复旋转进行灸治。使皮肤有温热感而不至于灼痛。一般每穴灸10～15分钟，移动范围在3厘米左右。适用于风寒湿痹及瘫痪。

雀啄灸

置点燃的艾条于穴位上约3厘米高处，艾条一起一落，忽近忽远上下移动，如鸟雀啄食样。一般每穴灸5分钟。多用于昏厥急救、小儿疾患、胎位不正、无乳等。此法热感较强，注意防止烧伤皮肤。

温灸器灸法

温灸器是专门用于施灸的器具,用温灸器施灸的方法称为温灸器灸。目前临床常用的温灸器有灸架、灸筒、灸盒等。

温筒器灸

灸筒由内筒、外筒两个相套而成,均用2～5毫米厚度的铁片或铜片制成。内筒和外筒的底、壁均有孔,外筒上用一活动顶盖扣住,无走烟孔,施灸时可使热力下返,作用加强。内筒安置一定位架,使内筒与外筒间距固定。外筒上安置一手柄以便挟持或取下。亦可在外筒上安置2个小铁丝钩,其尾端可系松紧带以固定灸筒于腧穴上。具体操作方法如下。

装艾:取出灸筒的内筒,装入艾绒至大半筒,然后用手指轻按表面艾绒,但不要按实。

点火预燃:将内筒装入外筒,用火点燃中央部的艾绒(不能见火苗),放置室外,灸筒底面触之烫手而艾烟较少时,可盖上顶盖,取回施用。但必须注意,预燃不足则施灸时艾火易灭,过度则使用时艾火不易持久。

施灸:将灸筒(底面向下)隔几层布放置于腧穴上即可,以患者感到舒适,热力足够而不烫伤皮肤为佳。

固定:若灸筒上预置小铁丝钩,其尾端可系以一绳(或松紧带)之两端,如灸四肢偏外侧的穴位(如足三里),可以将两个铁丝钩分别钩住绳的两端,如此灸筒即可固定在穴位上。

灸后处置：一般在下次灸时再将筒内艾灰倒出为妥。

适应范围：凡适于艾灸的病症，可用本法施灸。尤其适于慢性病，但贵在持之以恒。

灸量：久病羸弱者，进食少而喜凉恶热者，可用小火灸治。前15天的灸量，腹部穴每次灸20分钟，背部、四肢穴每穴每次灸15分钟。待进食增多、体力增长后再用一般的灸量，头部灸10分钟，背部、四肢灸20分钟，腹部灸30分钟。

注意事项：极少数患者灸后可见头晕、口干、鼻出血、纳呆、乏力，此时宜减少灸量。各种慢性病，可用中脘、足三里等通理腑气。温灸时如觉过热，可增加隔布层数。若仍觉过热，可用布块罩在灸筒上，如此进入空气减少，热度即可下降。不热时则减少隔布，或将顶盖敞开片刻，但不可将筒倾倒。

也有用灸筒，将艾绒、药末放入点燃，然后在灸穴或相应部位上来回熏熨，其实是熨法的一种。

温盒灸法

用一种特制的盒形木制灸具，内装艾卷固定在一个部位而施灸的方法，温盒按其规格分大、中、小3种。温灸盒的制作，取规格不同的木板，厚约0.5厘米，制成长方形木盒，下面不安底，上面制作一个可随时取下的盖，与盒之外径大小相同，在盒内中下部安铁窗纱一块，距底边约3～4厘米。

操作方法：施灸时，把温灸盒安放于应灸部位的中央，点燃艾卷后，置铁纱上，盖上盒盖，放置穴位或患处。每次可灸15～30分钟。

艾灸法的治疗作用

根据艾灸法的作用特点，其适应范围以寒证、虚证、阴证为主，对慢性病及阳气虚寒者尤宜。

作用特点

局部刺激作用：艾灸是一种在人体体表特定部位通过艾火刺激以达到防病治病的治疗方法。其机制首先与局部火的温热刺激有关。正是这种温热刺激，使局部皮肤充血，毛细血管扩张，增强局部的血液循环与淋巴循环，缓解和消除平滑肌痉挛，使局部的皮肤组织代谢能力加强，促进炎症、血肿等病理产物消散吸收；还可以引起大脑皮质抑制性物质的扩散，降低神经系统的兴奋性，发挥镇静、镇痛作用；同时其温热作用还能促进药物的吸收。

调节免疫功能的作用：艾灸的许多治疗作用也是通过调节人体免疫功能实现的，这种作用具有双向调节的特性，即低者可以使之升高，高者可以使之降低，并且在病理状态下，这种调节作用更明显。

药物本身的药理作用：艾灸的用药虽比不得内治法丰富，但从各种隔物灸及太乙、雷火针灸在临床应用的情况看也可窥艾灸辨证论治之一斑。

特别值得一提的是艾灸主要原料艾的功能。清代吴仪洛在《本草从新》中说："艾叶苦辛，生温熟热，纯阳之性，能回垂绝之元阳，通十二经，走三阴，理气血，逐寒湿，暖子宫，止诸血，温中开郁，调经安胎……以之艾火，能透诸经而除百病。"

适应范围

1. 温经通络：寒凝血滞、经络痹阻所致的风寒湿痹、痛经、经闭、寒疝、腹痛等。

2. 祛风解表、温中散寒：寒外袭之表证，脾胃寒盛的呕吐、泄泻等。

3. 温肾健脾：脾肾阳虚之久泄、久痢、遗尿、阳痿、早泄等。

4. 回阳固脱：阳气虚脱之大汗淋漓、四肢厥冷、脉微欲绝等。

5. 益气升阳：气虚下陷之内脏下垂、阴挺、脱肛、崩漏日久不愈等。

6. 消瘀散结、拔毒泄热：疮疡、痈疽初起，疖肿未化脓者；瘰疬及疮疡溃后久不愈合者。

7. 防病保健：灸法用于防病保健有着悠久的历史。

施灸禁忌及注意事项

艾灸疗法虽然有治病防病的功效，但它并不是万能的，如果盲目应用，不仅达不到预期的效果，反而适得其反。

施灸禁忌

禁灸病症：无论外感或阴虚内热证，凡脉象数疾者禁灸；高热、抽搐或极度衰竭、形瘦骨弱者，亦不宜灸治。

禁灸部位：心脏虚里处、大血管处、皮薄肌少筋肉积聚部位，妊娠期妇女下腹部以及腰骶部、睾丸、乳头、阴部不可灸。颜面部不宜着肤灸。关节活动处不能瘢痕灸。

注意事项

※ 体位选择

可采取卧位或坐位，应以体位自然，肌肉放松，施灸部位明显暴露，艾炷放置平稳，燃烧时火力集中，热力易于深透肌肉为准。

※ 施灸顺序

一般宜先灸上部，后灸下部；先背部，后腹部；先头部，后四肢；先灸阳经，后灸阴经。先阳后阴，取其从阳引阴而无亢盛之弊；先上后下，则循序渐进次序不乱；先少后多，使艾火由弱而强，便于患者接受。如需艾炷灸多壮者，必须由少逐次渐多，或分次灸之（即所谓报灸）。需大炷者，可用小艾炷灸起，每壮递增之，或用小炷多壮法代替。

※ 灸量灵活掌握

艾炷的大小,壮数的多少,可根据疾病的性质,病情的轻重,体质的强弱,年龄的大小及施灸部位的不同,全面考虑,全方位衡量,不能太过也不能不足。

1.施灸方法:艾炷直接灸时,可用小炷、中炷;间接灸则用中炷、大炷。

2.体质和年龄:青壮年、男性,初病、体实者,宜大炷、多壮;妇女、儿童、老年人,久病、体虚者,宜小炷、少壮。

3.施灸部位:头面、胸背,艾炷不宜大而多;腰背腹部,肌肉丰厚处,可用大炷、多壮;四肢末端,皮肉浅薄而多筋骨处宜少灸。

4.病情:风寒湿痹,上实下虚者,欲温通经络,祛散外邪,或引导气血下行时,以3~7壮为宜,小中炷即可。否则易使热邪内郁产生不良后果。沉寒痼冷、元气将脱者,需扶助阳气、温寒解凝,必须用大炷多壮才能达到较好的治疗效果。

灸后反应及处理

※ 灸感的种类

具体来讲,灸感共有七种:第一是透热,灸热从施灸点皮肤表面直接向深部组织穿透,甚至直达胸腹腔脏器;第二是扩热,灸热以施灸点为中心向周围扩散;第三是传热,灸热以施灸点开始循经络向远部传导,甚至直达病灶;第四是局部不热(或微热)而远部热,也就是施灸部位不热(或微热),而远离施灸部位感觉很热;第五是表面不热(或微热），而皮肤下深部组织，甚至胸腹腔脏器感觉很热；第六是施灸部位或远离施灸部位产生酸、胀、麻、热、重、痛、冷等感觉；第七是上述灸感传导之处，随之缓解，施灸部位产生的热、胀、痛等感觉发生渗透远传，所到之处病症随之缓解。

第六、第七种感觉说明艾灸的纯阳之气沿着经络传导，艾灸达到预期疗效。灸感并非局限在施灸的部位，而是会沿着经络传导的。灸感的强弱一般代表了经络阻塞的程度。有灸感、灸感强，说明自身的经络畅通，作用立竿见影；没有灸感，表明经络中邪气瘀积严重，需要时间开瘀散阻。

在正常人中，灸感因时、因地、因人而异。一般地刺激越强，时间越长，刺激次数越多，则感传越易出现；"经络敏感人"灸感相对强烈；温暖安静的环境里，同时皮肤湿润，思想集中，则灸感较易发生，传递速度也较快。反之，施灸时间短，次数少，室内寒冷、喧闹、皮肤干燥，经络不敏感，则灸感迟钝或不能被感知。

※ 灸伤的等级

Ⅰ度灸伤：使用任何灸疗方法，对表皮基底层以上的皮肤组织造成伤害发生水肿或水疱者均称为Ⅰ度灸伤。Ⅰ度灸伤不损害基底层，灸伤的皮肤可以在5～8天内结痂并自动脱落，愈后不留瘢痕，故称之为无痕损伤性灸。

Ⅱ度灸伤：灸治温度对皮肤基底层造成破坏，但未损伤真皮组织而发生水肿、溃烂、体液渗出等，称之为Ⅱ度灸伤。受损伤的皮肤7～20天内结痂并自动脱落，留有永久性浅在瘢痕。

Ⅲ度灸伤：连续灸后，所灸部位的大部分或全部真皮组织破坏，皮肤发生干枯变白，而后水肿溃烂，形成无菌性化脓者，称之为Ⅲ度灸伤。创面在20～30天结厚痂自动脱落，愈后留有较厚的永久性瘢痕。古代所记载的灸疮，多为Ⅲ度灸伤，愈合时间较现在为慢，可长达数月之久。

※ 灸伤的处理

Ⅰ度灸伤的处理：Ⅰ度灸伤后，95%会出现水疱，一般直径为1厘米左右，不需要任何处理，待其吸收即可。直径2～3厘米的水疱多数会破裂，待水流尽，可涂龙胆紫（甲紫）以防感染（禁忌剪去疱皮），待结痂自愈。

Ⅱ度灸伤的处理：创面如有水疱，在第5天可剪开疱皮放水，并剪去疱皮，暴露在被破坏的基底层。为了延长创面愈合时间，不使用外伤收敛药物及干燥疗法，为防止感染，可用含有薄荷的杀菌软膏贴敷，每4日换药1次，待其自愈。

Ⅲ度灸伤的处理：创面不加任何处理，只直接贴敷含有薄荷的杀菌软膏即可，每4日换药1次。创面的无菌脓液不清理，直至结痂自愈。

※ 灸后调理

施灸后，应当从有利于灸疮愈合或保护机体正气出发，注意调理。施灸产生灸疮后为了促进灸疮的正常透发，可适量食用有助于透发的食物，如鸡肉、鲤鱼、笋、豆类、蘑菇等。当灸疮开始愈合后，便应当减少有助透发食物的摄入，以免延长灸疮愈合的时间。使用化脓直接灸后，灸疮处在化脓期间，应当避免体力劳动。

第四章

每天10分钟，激发活力远离亚健康

头晕头痛

头晕是一种常见的脑部功能性障碍，也是临床常见的症状之一。为头昏、头涨、头重脚轻、脑内摇晃、眼花等的感觉。头晕可由多种原因引起。头晕可单独出现，但常与头痛并发。头痛是临床常见症状之一，通常指头颅上半部，包括眉弓、耳轮上缘和枕外隆突连线上的疼痛。病因较复杂，可由颅内病变，颅外头颈部病变，头颈部以外的躯体疾病及神经官能症、精神病引起。

刮痧

取穴：百会至风府、风池至肩井、头维至率谷、足三里、太冲。

操作方法：患者取合适的体位，找准穴位后，进行常规消毒，然后在所选穴位上均匀地涂抹刮痧油或润肤乳。操作时，一手持刮痧板，一手扶患者。

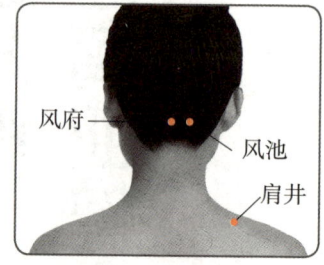

用刮板棱角刮拭，先刮百会至风府，风池至肩井，

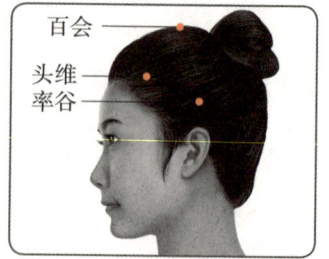

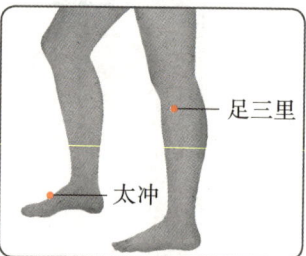

头维至率谷,再刮足三里、太冲。以局部皮肤发红发热或出痧为度,还可用刮板棱角点按百会、肩井,切记刮时用力要轻柔。

拔罐

※ 刺络拔罐法

取穴:膈俞、太冲、阿是穴、印堂、头维、百会、太阳。

操作方法:患者取合适的体位,将所选穴位进行常规消毒,用三棱针点刺每穴3～5下,头面等部位的穴位需要轻揉挤压针刺周围皮肤,令每穴出血3～5滴,肌肉丰满处可点刺后用闪火法加压拔罐。在负压的作用下,拔出少许血液,一般每穴出血8～10滴为宜。起罐后擦净皮肤上的血迹,每日1次。

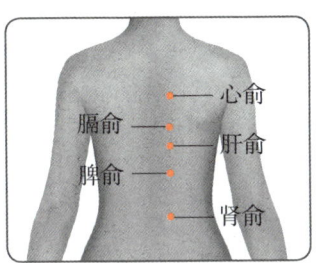

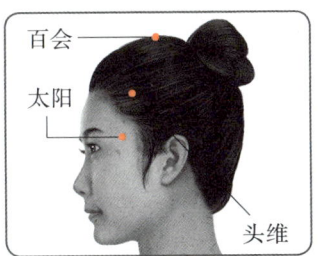

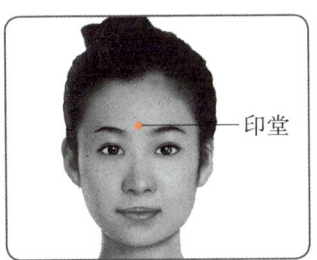

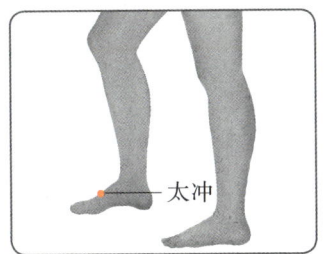

艾灸

※ 温和灸

取穴：百会、太阳、上星、合谷。

操作方法：患者取合适的体位。术者立于患者身侧，将艾条的一端点燃，对准应灸的腧穴部位，距离皮肤2～3厘米，进行熏烤，患者局部有温热感而无灼痛为宜。每穴灸15～20分钟，灸至患者感觉舒适、局部皮肤潮红为度，每日灸1～2次。

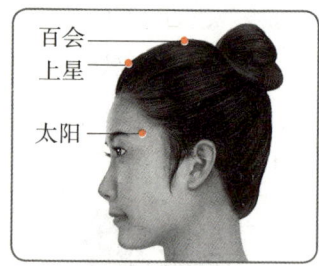
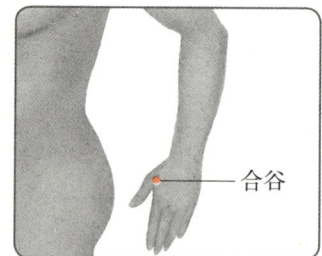

※ 隔附子灸

取穴：涌泉。

操作方法：将附子用水浸透后，切成0.3～0.5厘米的薄片，用针扎数孔，用大、中艾炷点燃放在附子片中心施灸。若患者有灼痛感可将附子片提起，使之离开皮肤片刻，旋即放下，再行灸治，反复进行。以局部皮肤潮红湿润为度。一般每次施灸3～5壮。

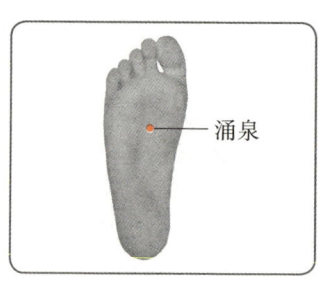

※ 回旋灸

取穴：百会、头维、风池、风门、中脘。

操作方法：点燃艾条，悬于施灸部位上方约3厘米高处。艾条在施灸部位上左右往返移动，或反复旋转进行灸治，使皮肤有温热感而不至于灼痛。一般每穴灸10～15分钟，移动范围在3厘米左右。

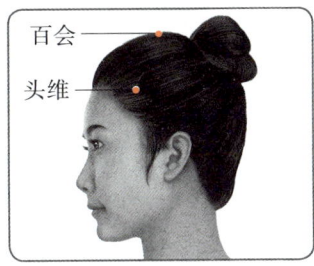

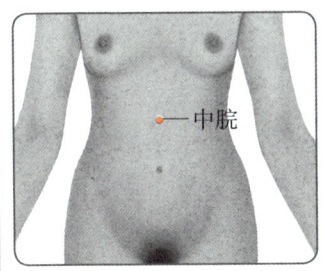

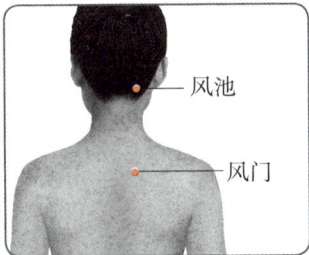

小贴士

在头痛发作的时候，可以在脸盆中倒入较烫的半盆水，将双手放入热水中，然后迅速抽离，再放入，再抽出，反复十几次，双手的手指会发麻，但会感觉头痛明显减轻。

疲劳综合征

疲劳综合征是近几年临床医学提出的新概念。该病主要症状表现为疲劳乏力、失眠多梦、耳鸣健忘、腰酸背痛、头发脱落及须发早白等。其特点是症状持续反复发作,持续时间6个月以上,充分休息也不能根除。中医学认为本病属于"虚劳"范畴,多由饮食不节、劳逸失度等原因造成人体阴阳失衡所致。

刮痧

头部取穴:印堂、太阳、百会、风府、风池。

背部取穴:心俞、肝俞、脾俞、肾俞。

胸部取穴:膻中、期门、章门。

操作方法:患者取俯卧位。施术者在背部找准穴位后,进行常规消毒,然后在所选穴位上均匀地涂抹刮痧油或润肤乳。操作时,施术者一手持刮痧板,一手扶患者头部。

1.先刮后头部穴位,因风池、风府、百会穴处有头发覆盖,所以无须涂抹刮痧油,可用刮板角部进行刮拭,刮20～30次,至穴处皮肤发热为宜。

2.再刮背部所选腧穴,用刮板棱角刮拭,以出痧为度,还可用刮板棱角点按心俞、肾俞,切记刮时用力要轻柔。

患者再取仰卧位。施术者在胸部和脸部找准穴位后,进行常规消毒,然后在所选穴位上均匀地涂抹刮痧油或润肤乳。

3.施术者一手扶患者头,一手持刮痧板。先用刮痧板角部刮拭脸部的印堂和太阳,刮10～15次,至穴处皮肤发热至出痧为度。

4.用刮痧板刮拭胸部的膻中、期门和章门,以此处皮肤发热或出痧为度。刮拭头部和胸部时用力宜轻柔。

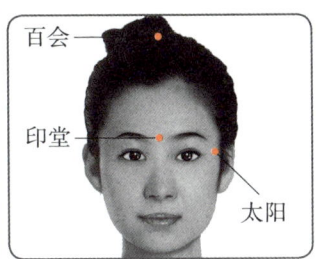

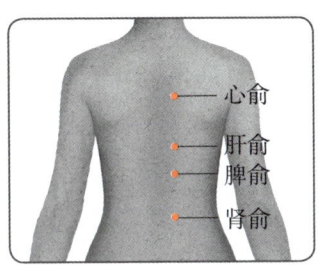

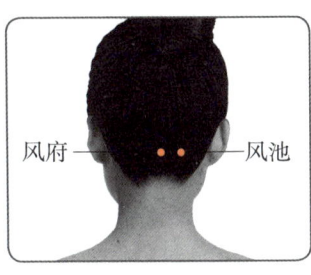

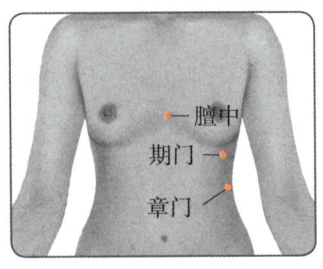

拔罐

※ 留罐法

取穴：肩井、心俞、肝俞、脾俞、肾俞。

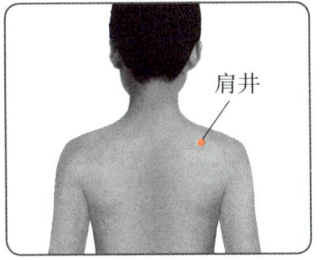

操作方法：患者取俯卧位。施术者找准穴位,并进行常规消毒,选择大小适宜的火罐。一手持夹着酒精棉的镊子,一手持罐,将酒精棉点燃后伸入罐内旋转片刻,迅速将棉球抽出,即刻将罐拔于穴位上。根据所拔罐的负压大小及患者的皮肤情况留罐10～15分钟。每日或隔日1次。

※ 走罐法

取穴：背部督脉循行一线、背部。

操作方法：患者取俯卧位，充分暴露背部。施术者用适量凡士林均匀涂于背部皮肤。根据患者的体形选择大小适宜、罐口光滑的玻璃火罐，以闪火法使之吸附于背部皮肤，注意罐内负压要适中，负压过大则火罐移动困难，过小则易于脱落。

1.沿督脉循行部位进行走罐时，先将罐拔于大椎穴处，然后沿督脉循行线自上而下走罐至腰阳关穴，再自下而上地反复推移3~5遍，最后在大椎、神道、中枢、命门、腰阳关处留罐5分钟即可。

2.沿膀胱经第1侧线进行走罐时，先将罐拔于大杼穴处，然后沿第1侧线循行线，自上而下走罐至关元俞，再自下而上地反复推移3~5遍，最后在肺俞、心俞、厥阴俞、肝俞、脾俞、肾俞处留罐5分钟。

3.沿膀胱经第2侧线进行走罐时，先将罐拔于附分穴处，然后沿第2侧线循行线，自上而下走罐至志室穴，再自下而上地反复推移3~5遍，最后在膏肓、膈关、意舍、肓门、志室处留罐5分钟。走罐推移时动作要慢，用力要均匀，使皮肤充血呈紫红色即可。

艾灸

※ 温和灸

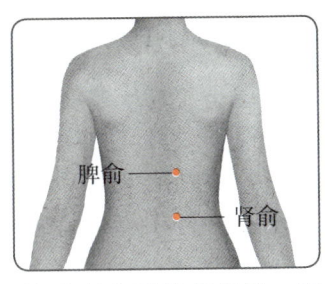

取穴：神阙、关元、气海、脾俞、肾俞、足三里、三阴交。

操作方法：患者取仰卧位。施术者立于患者身侧，将艾条的一端点燃，对准应灸的腧穴部位，距离皮肤2～3厘米，进行熏烤，使患者局部有温热感而无灼痛为宜。每穴灸15～20分钟，灸至患者感觉舒适、局部皮肤潮红为度，每日灸1～2次。

※ 隔姜灸

取穴：神阙、气海、关元。

操作方法：将鲜生姜切成厚约0.3厘米的生姜片，用针扎孔数个，置施灸穴位上，用大、中艾炷点燃放在姜片中心施灸。若患者有灼痛感可将姜片提起，使之离开皮肤片刻，旋即放下，再行灸治，反复进行，以局部皮肤潮红湿润为度。一般各穴每次施灸5～7壮，每日灸1～2次。

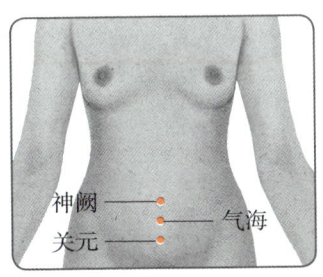

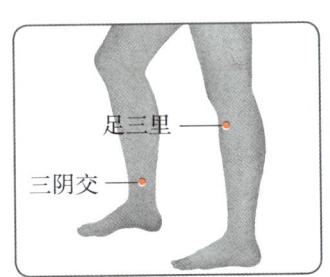

抵抗力下降

抵抗力是人体自身的防御机制，能够增强人体的抗病能力，帮助人体适应外界环境。营养不良、长期患病以及慢性消耗性疾病、劳累以及过度疲劳、受冷、特殊生理时期、情绪的改变（急躁、悲伤等）、人体正常菌群失调等均可导致机体抵抗力下降。

刮痧

取穴：大椎、心俞、膈俞、脾俞、胃俞、肾俞、关元、气海、足三里、三阴交、太溪。

操作方法：患者取合适的体位。施术者找准穴位后，进行常规消毒，然后在所选穴位上均匀地涂抹刮痧油或润肤乳。

操作时，施术者一手持刮痧板，一手扶患者。用刮板棱角刮拭，先刮背部的大椎、心俞、膈俞、脾俞、胃俞、肾俞；再刮腹部的关元和气海，最后刮下肢部的足三里、三阴交、太溪，以皮肤发红或出痧为度。

还可用刮板棱角点按心俞、脾俞、肾俞、足三里等穴，切记刮时用力要轻柔。

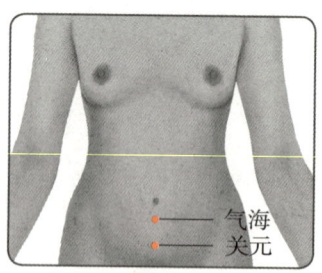

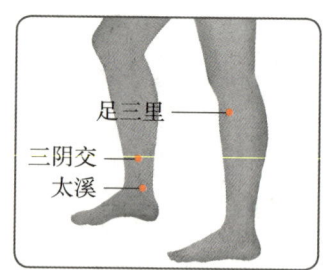

拔罐

※ 留罐法

取穴：大椎、心俞、膈俞、脾俞、胃俞、肾俞。

操作方法：患者取俯卧位。施术者找准穴位，并进行常规消毒，选择大小适宜的火罐。一手持夹着酒精棉的镊子，一手持罐，将酒精棉点燃后伸入罐内旋转片刻，迅速将棉球抽出，即刻将罐拔于穴位上。根据所拔罐的负压大小及患者的皮肤情况留罐10～15分钟。每日或隔日1次。

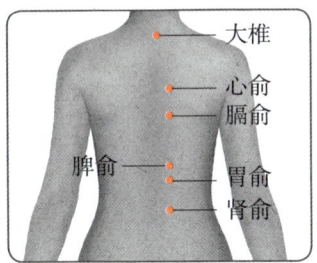
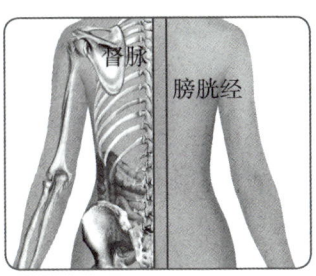

※ 走罐法

取穴：背部督脉及膀胱经循行线。

操作方法：患者取俯卧位，充分暴露背部。施术者用适量凡士林均匀涂于背部皮肤。根据患者的体形选择大小适宜、罐口光滑的玻璃火罐，以闪火法使之吸附于背部皮肤，注意罐内负压要适中，负压过大则火罐移动困难，过小则易于脱落。沿背部督脉及膀胱经循行线来回走罐，至皮肤发红或出痧为度。

艾灸

※ 温和灸

取穴：脾俞、肾俞、命门、足三里。

操作方法：患者取合适的体位。施术者立于患者身侧，将艾条的一端点燃，对准应灸的腧穴部位，距离皮肤2～3厘米，进行熏烤，使患者局部有温热感而无灼痛为宜，每穴灸15～20分钟，灸至患者感觉舒适、局部皮肤潮红为度。每日灸1～2次。

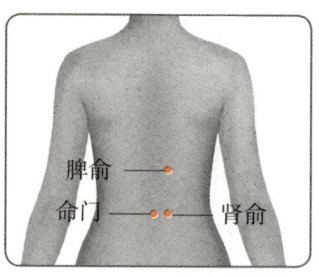

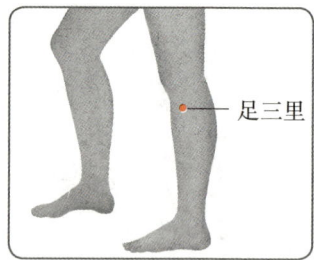

※ 回旋灸

取穴：关元、气海、足三里、肾俞。

操作方法：点燃艾条，悬于施灸部位上方约3厘米高处。

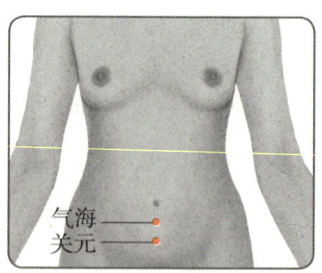

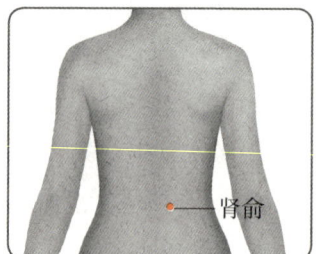

艾条在施灸部位上左右往返移动，或反复旋转进行灸治，使皮肤有温热感而不至于灼痛。一般每穴灸10～15分钟，移动范围在3厘米左右。

※ 隔附子灸

取穴：关元、气海。

操作方法：将附子用水浸透后，切成0.3～0.5厘米的薄片，用针扎数孔，用大、中艾炷点燃放在附子片中心施灸。若患者有灼痛感可将附子片提起，使之离开皮肤片刻，旋即放下，再行灸治，反复进行。以局部皮肤潮红湿润为度。一般每次施灸3～5壮。

※ 温盒灸

取穴：肾俞、命门、腰阳关、关元、气海。

操作方法：施灸时，把温灸盒安放于应灸部位的中央，点燃艾卷后，置铁纱上，盖上盒盖，放置穴位或患处。每次可灸15～30分钟。

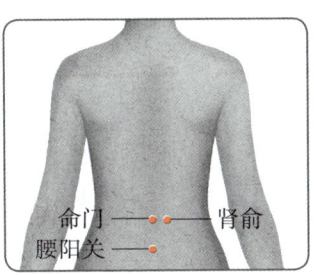

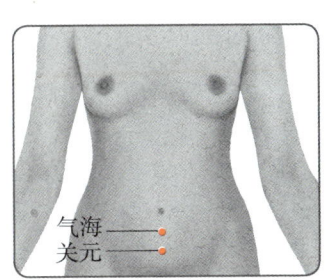

关节酸痛

关节酸痛不是一种疾病，而是一种症状。关节酸痛时有发生，而这种疼痛往往被忽视或者被人们武断地认为是关节炎等病症。在日常生活中，多数关节酸痛并不是由外伤所引起的。关节长时间受凉和巨大的温差是导致关节酸痛的主要原因。尤其在冷暖交替之际，低温或巨大的温差会导致肌肉和血管收缩，引起关节酸痛。

刮痧

根据关节的部位不同，选取的穴位也不同。

肩关节取穴：天宗、肩贞、肩髎、肩髃、臂臑。

肘关节取穴：手五里、肘髎、曲池、手三里、曲泽、少海。

髋关节取穴：环跳、居髎。

膝关节取穴：血海、梁丘、鹤顶、内膝眼、外膝眼。

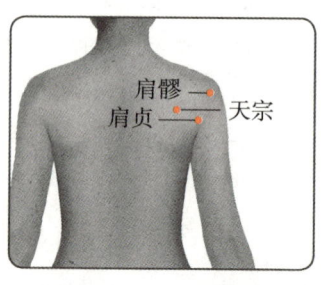

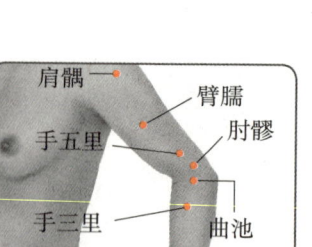

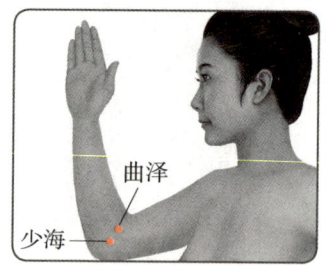

操作方法：患者取卧位。施术者找准穴位后，进行常规消毒，然后在所选穴位上均匀地涂抹刮痧油或润肤乳。用刮板角部进行刮拭，刮10～20次，至穴处皮肤发热或出现痧痕为宜。动作要求连续，遇到关节处要抬起避过，切忌刮破皮肤。

拔罐

※ 留罐法

根据关节的不同部位，选取的穴位也不同。

肩关节取穴：肩井、肩外俞、曲垣、天宗、肩贞、肩髎、肩髃、臂臑。

肘关节取穴：曲池、手三里。

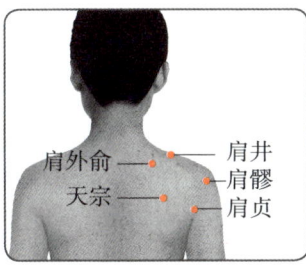
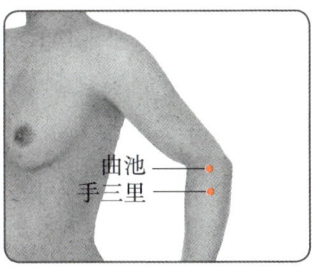
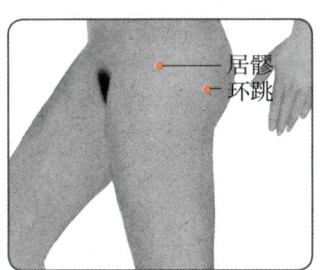
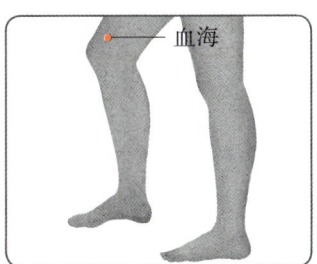

髋关节取穴：环跳、居髎。

膝关节取穴：血海、梁丘、鹤顶、内膝眼、外膝眼。

操作方法：患者取卧位。施术者找准穴位，并进行常规消毒，选择大小适宜的火罐。一手持夹着酒精棉的镊子，一手持罐，将酒精棉点燃后伸入罐内旋转片刻，迅速将棉球抽出，即刻将罐拔于穴位上。根据所拔罐的负压大小及患者的皮肤情况留罐10～15分钟。每日或隔日1次。

艾灸

※ 温和灸

根据关节的部位不同，选取的穴位也不同。

肩关节取穴：天宗、肩贞、肩髎、肩髃、臂臑。

肘关节取穴：肘髎、曲池、手三里、曲泽。

髋关节取穴：环跳、居髎。

膝关节取穴：血海、梁丘、鹤顶、内膝眼、外膝眼。

操作方法：患者取合适的体位。施术者立于患者身侧，将艾条的一端点燃，对准应灸的腧穴部位，距离皮肤2～3厘米，进行熏烤，使患者局部有温热感而无灼痛为宜。每穴灸20～30分钟，灸至患者感觉舒适、局部皮肤潮红为度，每日灸1～2次。

※ 回旋灸

根据关节的部位不同，选取的穴位也不同。

肩关节取穴：天宗、肩贞、肩髎、肩髃、臂臑。

肘关节取穴：肘髎、曲池、手三里、曲泽。

髋关节取穴：环跳、居髎。

膝关节取穴：血海、梁丘、鹤顶、内膝眼、外膝眼。

操作方法：点燃艾条，悬于施灸部位上方约3厘米高处。艾条在施灸部位上左右往返移动，或反复旋转进行灸治。使皮肤有温热感而不至于灼痛。一般每穴灸10～15分钟，移动范围在3厘米左右。

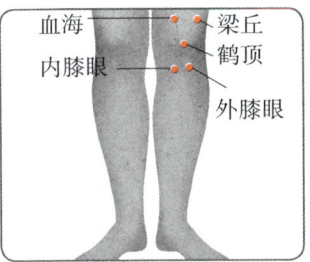
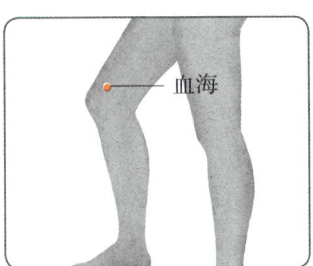

小贴士

寒冷的天气里一定要穿得暖和，如果穿裙子要注意保暖；骑摩托车时切记带上护膝；要加强股四头肌的锻炼，增加关节的稳定性，这样做的好处是无病者可预防患病，轻症患者可以起到康复治疗的作用，防止关节疾病加重。

食欲不振

食欲不振是指进食的欲望降低。完全的不思进食则称厌食。食欲不振一般见于急性、慢性胃炎,胃癌,肺结核,尿毒症,心力衰竭,肝炎,肝硬化,慢性肾上腺功能减退,神经性厌食,化疗药物的副作用等。

刮痧

取穴：肝俞、脾俞、胃俞、膻中、中脘、足三里、三阴交。

操作方法：患者取合适的体位。施术者找准穴位后,进行常规消毒,然后在所选穴位上均匀地涂抹刮痧油或润肤乳。操作时,施术者一手持刮痧板,一手扶患者。用刮板棱角刮拭,先刮背部的肝俞、脾俞和胃俞,再刮胸腹部的膻中和中脘,最后刮下肢部的足三里和三阴交,以出痧为度,还可用刮板棱角点按中脘、足三里等穴,切记刮时用力要轻柔。

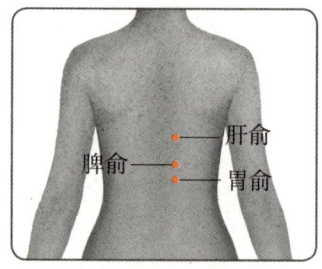

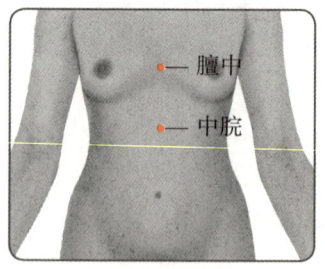

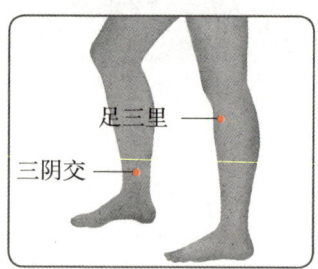

拔罐

※ 走罐法、留罐法

取穴：膻中至神阙。

操作方法：患者取合适的体位。施术者用适量凡士林均匀涂于皮肤。根据患者的体形选择大小适宜、罐口光滑的玻璃火罐，以闪火法使之吸附于背部皮肤，注意罐内负压要适中，负压过大则火罐移动困难，过小则易于脱落。沿膻中至神阙一线来回走罐至皮肤潮红为度，再在中脘、神阙留罐5分钟。

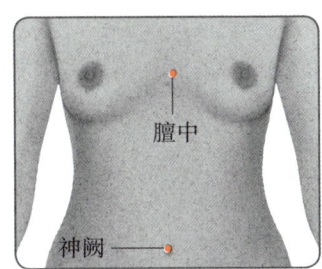

艾灸

※ 温和灸

取穴：肝俞、脾俞、胃俞、足三里。

操作方法：患者取合适的体位。施术者立于患者身侧，将艾条的一端点燃，对准应灸的腧穴部位，距离皮肤2～3厘米，进行熏烤，使患者局部有温热感而无灼痛为宜。每穴灸

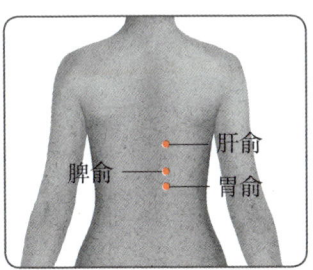
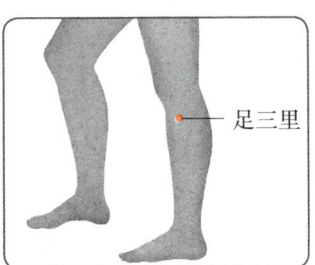

15～20分钟，灸至患者感觉舒适、局部皮肤潮红为度，每日灸1～2次。

※ 隔姜灸

取穴：中脘、天枢、内关。

操作方法：将鲜生姜切成厚约0.3厘米的生姜片，用针扎孔数个，置施灸穴位上，用大、中艾炷点燃放在姜片中心施灸。若患者有灼痛感可将姜片提起，使之离开皮肤片刻，旋即放下，再行灸治，反复进行，以局部皮肤潮红湿润为度。一般各穴每次施灸5～7壮，每日灸1～2次。

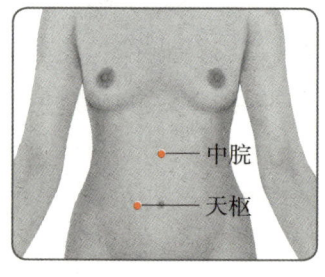

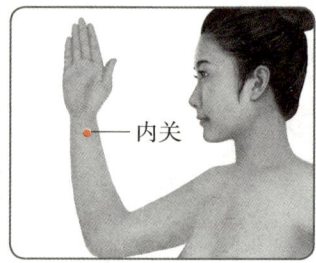

※ 温盒灸

取穴：中脘、关元。

操作方法：施灸时，把温灸盒安放于应灸部位的中央，点燃艾卷后，置铁纱上，盖上盒盖，放置穴位或患处。每次可灸15～30分钟。

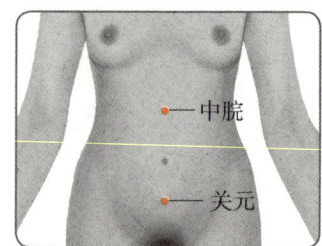

失眠

失眠，又称为入睡和维持睡眠障碍，是以睡眠时间不足或质量不高为临床表现，且对日常生活造成影响的一种病症。失眠可细分为：入睡困难，入睡时间常超过30分钟；不能熟睡或夜间觉醒次数超过2次；睡眠时间少，早醒且醒后无法再入睡；睡眠质量差，多噩梦或浅睡眠；有日间残留效应，睡后精力得不到恢复。长时间的失眠不仅会导致日间精神不振、反应迟钝、记忆力下降，还会导致神经衰弱、抑郁症、自主神经功能紊乱等疾病。

刮痧

取穴：四神聪、心俞、脾俞、肾俞、内关、神门、三阴交。

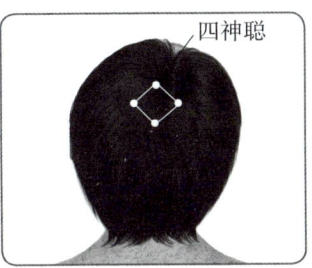

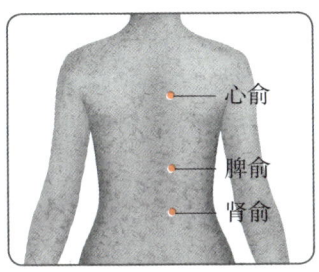

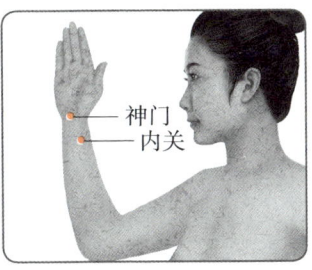

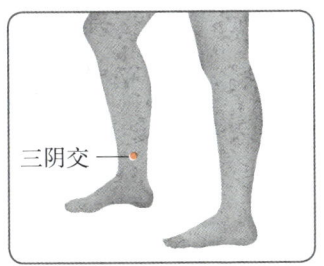

操作方法：患者选取合适的体位。施术者找准穴位后，进行常规消毒，然后在所选穴位上均匀地涂抹刮痧油或润肤乳。操作时，施术者一手持刮痧板，一手扶患者。用刮板棱角刮拭，先刮四神聪，再刮心俞、脾俞、肾俞，最后刮内关、神门、三阴交，以出痧为度。伴口舌生疮加刮少冲、少泽放痧；胸脘胀闷、痰多、性情急躁加刮中脘、丰隆、行间至太冲。

拔罐

※ 留罐法

取穴：大椎、心俞、膈俞、肝俞、脾俞、肾俞。

操作方法：患者取合适的体位。施术者找准穴位，并进行常规消毒，选择大小适宜的火罐。一手持夹着酒精棉的镊子，一手持罐，将酒精棉点燃后伸入罐内旋转片刻，迅速将棉球抽出，即刻将罐拔于穴位上。根据所拔罐的负压大小及患者的皮肤情况留罐10～15分钟。每日或隔日1次。

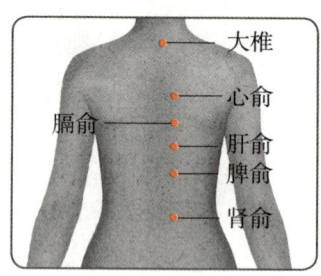

艾灸

※ 温和灸

取穴：心俞、内关、神门、安眠。

操作方法：患者取合适的体位。施术者立于患者身侧，将艾条的一端点燃，对准应灸的腧穴部位，距离皮肤2～3厘米，进行熏烤，使患者局部有温热感而无灼痛为宜。每穴灸15～20分钟，灸至患者感觉舒适、局部皮肤潮红为度，每日灸1～2次。

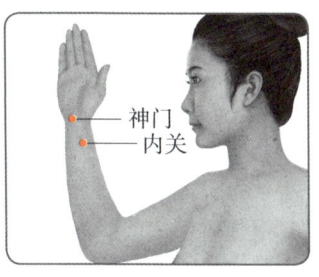

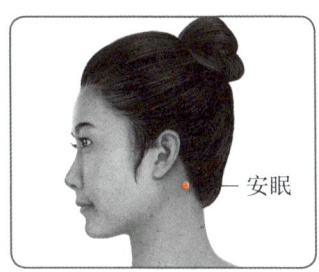

※ 隔姜灸

取穴：心俞、脾俞、膈俞、神门、足三里。

操作方法：将鲜生姜切成厚约0.3厘米的生姜片，用针扎孔数个，置施灸穴位

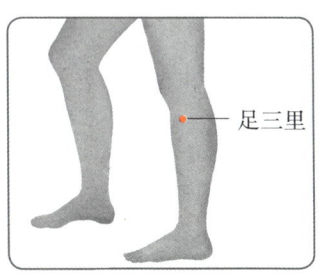

上，用大、中艾炷点燃放在姜片中心施灸。若患者有灼痛感可将姜片提起，使之离开皮肤片刻，旋即放下，再行灸治。一般各穴每次施灸5～7壮，每日灸1～2次。

多汗

多汗是不受外界天气、运动、精神等因素影响而汗液外溢的一种症状,它既可以单独出现也可以见于其他疾病的过程中,如甲状腺功能亢进、自主神经功能紊乱等。

刮痧

取穴:百会、肺俞、心俞、脾俞、肾俞、足三里、太溪。

操作方法:患者取合适的体位,找准穴位后,进行常规消毒,然后在所选穴位上均匀地涂抹刮痧油或润肤乳。操作时,施术者一手持刮痧板,一手扶患者。用刮板棱角刮拭,先刮头部的百会穴,因为此处有头发覆盖,所以无须涂抹刮痧油,刮此穴20~30次,至皮肤发热为度。然后刮背部的肺俞、脾俞、心俞和肾俞,最后刮下肢部的足三里和太溪,以出痧为度。还可用刮板棱角点按肺俞、脾俞、心俞、肾俞等穴,切记刮时用力要轻柔。

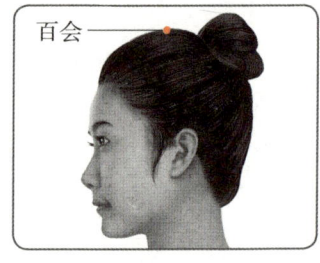

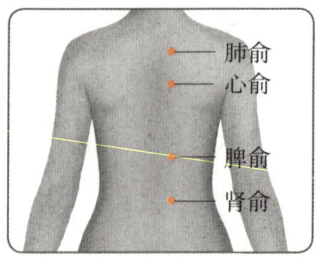

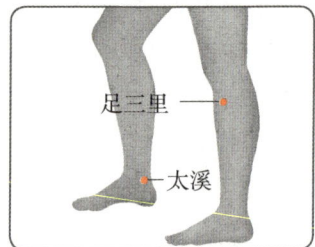

🌸 拔罐

取穴：肺俞、心俞、脾俞、肾俞。

操作方法：患者取合适的体位，找准穴位，并进行常规消毒，选择大小适宜的火罐。一手持夹着酒精棉的镊子，一手持罐，将酒精棉点燃后伸入罐内旋转片刻，迅速将棉球抽出，即刻将罐拔于穴位上。根据所拔罐的负压大小及患者的皮肤情况留罐10～15分钟。每日或隔日1次。

🌸 艾灸

※ 温和灸

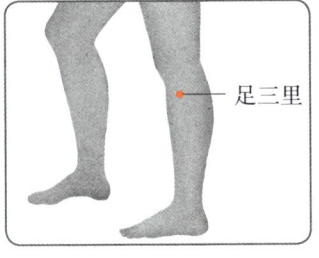

足三里

取穴：肺俞、心俞、脾俞、肾俞、足三里。

操作方法：患者取合适的体位。施术者立于患者身侧，将艾条的一端点燃，对准应灸的腧穴部位，距离皮肤2～3厘米，进行熏烤，使患者局部有温热感而无灼痛为宜。每穴灸15～20分钟，灸至患者感觉舒适、局部皮肤潮红为度，每日灸1～2次。

※ 回旋灸

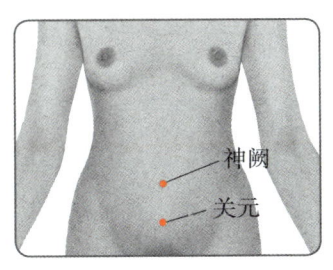

神阙
关元

取穴：神阙、关元。

操作方法：点燃艾条，悬于施灸部位上方约3厘米高处。艾条在施灸部位上左右往返移动，或反复旋转进行灸治。使皮肤有温热感而不至于灼痛。一般每穴灸10～15分钟，移动范围在3厘米左右。

心悸

心悸是指患者自觉心中悸动不安，甚至不能自主的症状，多伴有胸闷，心前区不适感。心悸可见于多种疾病，与失眠、健忘、眩晕、耳鸣等并存，常因紧张、焦虑、情绪激动等诱发，持续时间由几分钟至几小时不等。此外，过度劳累、因缺乏适当锻炼导致循环系统不能适应活动量而表现出的心血管反应也可归为心悸。西医学的某些疾病如风湿性心脏病、肺源性心脏病、贫血、低钾血症、心脏神经官能症等各种能引起心脏搏动频率、节律发生异常的疾病，均可导致本症发生。

刮痧

取穴：心俞至督俞、膻中至巨阙、内关。

操作方法：患者取合适的体位。施术者找准穴位后，进行常规消毒，然后在所选穴位上均匀地涂抹刮痧油或润肤乳。操作时，施术者一手持刮痧板，一手扶患者。

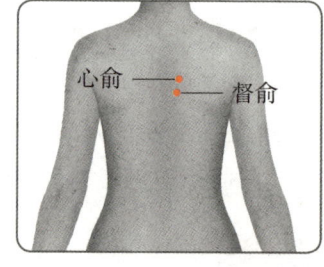

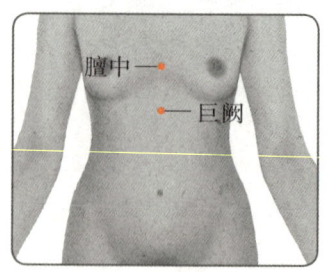

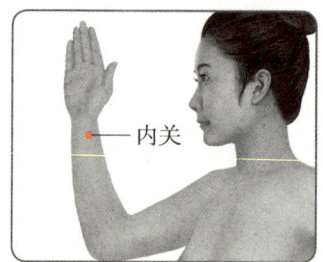

用刮板棱角刮拭,先刮背部的心俞至督俞,以心俞和督俞为主;再刮前胸部的膻中至巨阙,以膻中和巨阙为重点,最后刮内关,以出痧为度,切记刮时用力要轻柔。

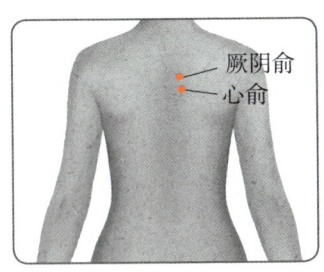

拔罐

※ 留罐法

取穴:心俞、厥阴俞、膻中。

操作方法:患者取合适的体位。施术者找准穴位,并进行常规消毒,选择大小适宜的火罐。一手持夹着酒精棉的镊子,一手持罐,将酒精棉点燃后伸入罐内旋转片刻,迅速将棉球抽出,即刻将罐拔于穴位上。根据所拔罐的负压大小及患者的皮肤情况留罐10~15分钟。每日或隔日1次。

艾灸

※ 温和灸

取穴:心俞、厥阴俞、膻中、内关、三阴交。

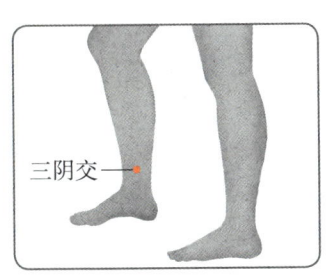

操作方法:患者取合适的体位。施术者立于患者身侧,将艾条的一端点燃,对准应灸的腧穴部位,距离皮肤2~3厘米,进行熏烤,使患者局部有温热感而无灼痛为宜。

每穴灸15～20分钟,灸至患者感觉舒适、局部皮肤潮红为度,每日灸1～2次。

※ **非化脓直接灸**

取穴:心俞、三阴交。

操作方法:为防止艾炷滚落,可在灸穴抹涂一些凡士林,使之黏附,然后将麦粒大的艾炷放置灸穴上;用线香或火柴点燃,任其自燃,或微微吹气助燃。至艾炷烧近皮肤,患者有温热或轻微灼痛感时,即用镊子将未燃尽的艾炷移去或压灭,再施第2壮。也可待其燃烧将尽,有清脆之爆炸声,将艾炷余烬清除,再施第2壮。若需减轻灸穴疼痛,可在该穴周围轻轻拍打,以减轻痛感。若灸处皮肤呈黄褐色,可涂一点冰片油以防止起泡。

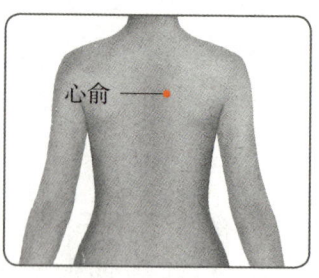
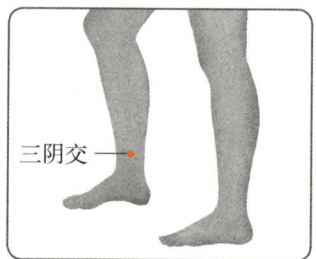

小贴士

1.心悸患者应注意调节情志,保持情绪稳定,防止七情过极,此外还应避免惊恐刺激及忧思恼怒等。

2.饮食上应低盐低脂,忌烟酒、辛辣刺激性食物。

便秘

便秘指粪便在肛管内通过困难，运出时间延长，排出次数明显减少，粪质干硬成结，排出困难的病理现象。便秘的主要表现是大便次数减少，间隔时间延长，或次数正常但粪质干燥，排出困难，或粪质不干但排出不畅。可伴有腹胀、腹痛、食欲减退、嗳气反胃等症状。有些人数天才排便一次，但无不适感，原则上只要排便无痛苦、通畅，就不能称为便秘。若大便干燥，排出困难，排便后有不适感，甚至有腹部胀满、头昏乏力等症状时，无论其大便间隔时间多长，都被视为是便秘。

刮痧

取穴：天枢、气海、肾俞、大肠俞、小肠俞、足三里、太冲。

操作方法：患者取合适的体位。施术者找准穴位后，进行常规消毒，然后在所选穴位上均匀地涂抹刮痧油或润肤乳。操作时，施术者一手

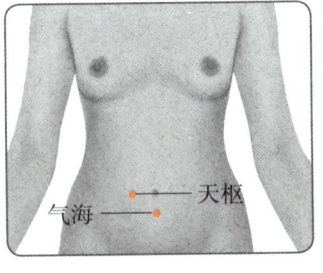
气海　　天枢

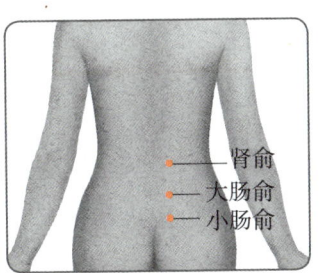
肾俞
大肠俞
小肠俞

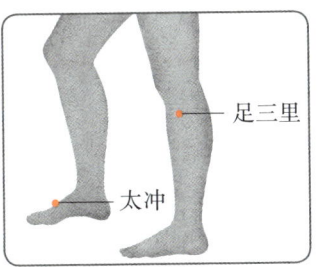
足三里
太冲

持刮痧板，一手扶患者。用刮板棱角刮拭，先刮腹部天枢、气海，然后刮背部肾俞至小肠俞，最后刮下肢部的足三里和太冲。以出痧为度，切忌刮破皮肤。隔日1次。

拔罐

※ 留罐法

取穴：第一胸椎至骶椎正中线旁开5～10厘米范围。

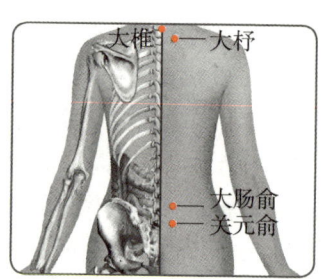

操作方法：暴露背部，在第一胸椎至骶椎正中线旁开5～10厘米范围内涂适量凡士林或按摩乳等润滑剂，根据患者体形选两个大小适中、罐口光滑的玻璃火罐，用闪火法将其中一个罐扣在大椎穴处，紧握罐体由大杼至关元俞沿膀胱经上下移动5～10次，以该处皮肤发红为度，最后将罐固定在大肠俞。然后再用另一罐按上述方法在另一侧进行治疗。留罐10分钟。隔日治疗1次，10次为1疗程。

※ 走罐法

取穴：胃经的足三里至丰隆穴，脾经的阴陵泉至地机，

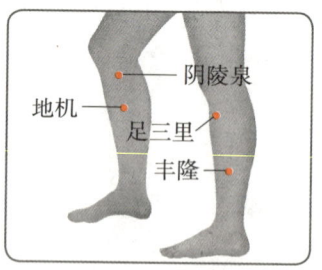
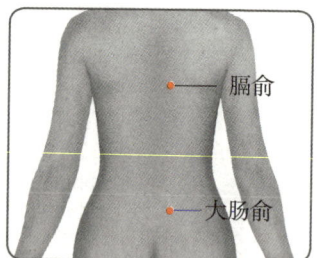

膀胱经的膈俞至大肠俞。

操作方法：在穴位处涂适量润滑油，将罐拔于足三里，然后沿着胃经足三里至丰隆穴上下推动火罐，至皮肤出现瘀血现象为止；用同样的方法，在阴陵泉和地机穴之间走罐，至皮肤出现瘀血现象为止。在背部两侧的膈俞至大肠俞穴之间走罐，至皮肤出现瘀血现象为止。

艾灸

※ 温和灸

取穴：天枢、大肠俞、上巨虚。

操作方法：患者取合适的体位。施术者立于患者身侧，将艾条的一端点燃，对准应灸的腧穴部位，距离皮肤2～3厘米，进行熏烤，使患者局部有温热感而无灼痛为宜。每穴灸15～20分钟，灸至患者感觉舒适、局部皮肤潮红为度，每日灸1～2次。

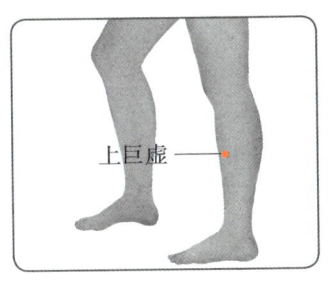

※ 回旋灸

取穴：大肠俞、天枢、上巨虚。

操作方法：点燃艾条，悬于施灸部位上方约3厘米高处。艾条在施灸部位上下左右往返移动，或反复旋转进行灸治。使皮肤有温热感而不至于灼痛。一般每穴灸10～15分钟，移动范围在3厘米左右。

※ 隔姜灸

取穴：中脘、天枢、足三里。

操作方法：将鲜生姜切成厚约0.3厘米的生姜片，用针扎孔数个，置施灸穴位上，用大、中艾炷点燃放在姜片中心施灸。若患者有灼痛感可将姜片提起，使之离开皮肤片刻，旋即放下，再行灸治，反复进行，以局部皮肤潮红湿润为度。一般各穴每次施灸5~7壮，每日灸1~2次。

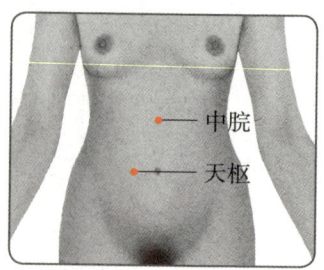
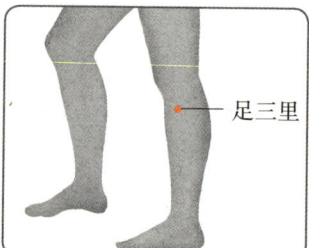

小贴士

晨起空腹饮一杯淡盐水或蜂蜜水，配合腹部按摩或转腰，让水在肠胃振动，加强通便作用。全天都应多饮凉开水以助润肠通便。

第五章

每天10分钟,自己动手巧治常见病

近视

近视分为真性近视和假性近视。真性近视是由于先天或后天的因素而造成眼球前后径变长，平行光线进入眼内后在视网膜前形成焦点，引起视物模糊。假性近视是由于经常不正确用眼，眼睛得不到应有的休息，睫状肌持续收缩、痉挛，晶状体也随之处于变厚的状态而导致视远不清的现象。如果睫状肌的痉挛状态得以解除，晶状体就可以恢复变平，视力则恢复正常。假性近视如果能够及时纠正和治疗，注意用眼卫生，合理使用眼睛，视力可以恢复。

刮痧

取穴：风池、肝俞、肾俞、光明、攒竹、鱼腰、瞳子髎、承泣、四白。

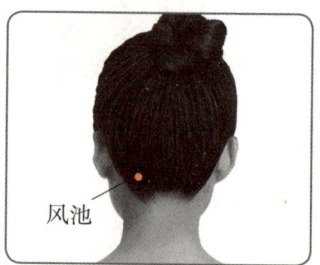
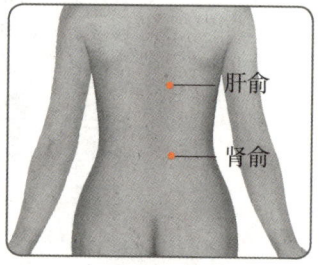
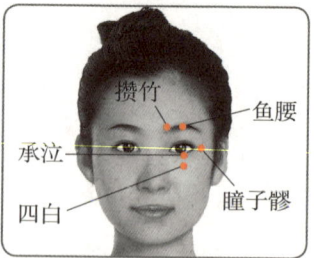
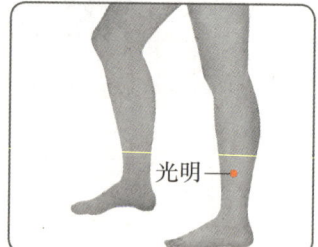

操作方法：患者取合适的体位，找准穴位后，进行常规消毒，然后在所选穴位上均匀地涂抹刮痧油或润肤乳。操作时，施术者一手持刮痧板，一手扶着患者。用刮板棱角刮拭，先刮风池、肝俞、肾俞，再刮光明，最后用刮板的棱角点揉攒竹、鱼腰、瞳子髎、承泣、四白。风池处有头发覆盖，不用涂抹刮痧油，刮20～30次，至此处皮肤发热为度。背部和下肢的刮痧以出痧为度，切记刮拭用力要轻柔，避免刮破皮肤。

艾灸

※ 温和灸

取穴：肝俞、肾俞、光明。

操作方法：患者取俯卧位。施术者立于患者身侧，将艾条的一端点燃，对准应灸的腧穴部位，距离皮肤2～3厘米，进行熏烤，使患者局部有温热感而无灼痛为宜，每穴灸5～10分钟，灸至以患者感觉舒适、局部皮肤潮红为度，每日灸1～2次。

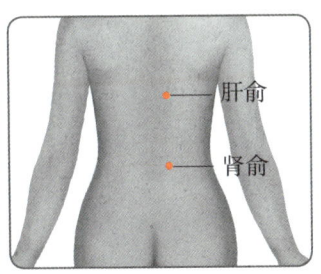
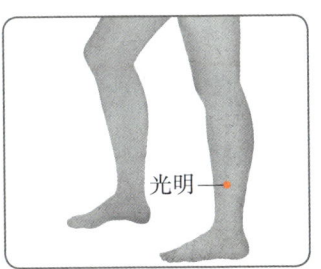

※ 回旋灸

取穴：攒竹、鱼腰、瞳子髎、承泣、球后。

操作方法：点燃艾条，悬于施灸部位上方约3厘米高处。艾条在施灸部位上左右往返移动，或反复旋转进行灸治。使皮肤有温热感而不至于灼痛。一般每穴灸10分钟，移动范围在3厘米左右。

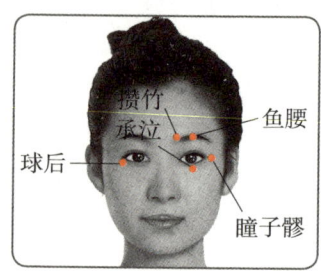

※ 雀啄灸

取穴：攒竹、鱼腰、瞳子髎、承泣、四白、神门。

操作方法：置点燃的艾条于穴位上约3厘米高处，艾条一起一落，忽近忽远上下移动，如鸟雀啄食样。一般每穴灸5分钟。注意防止烧伤皮肤。

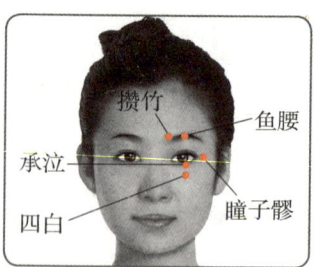
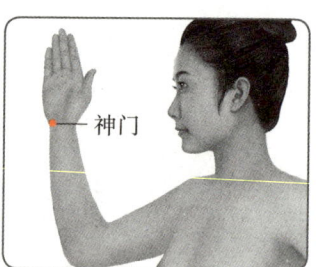

白内障

白内障是晶状体或其囊膜失去正常的透明性，发生局部或全部晶状体浑浊而影响视力的一种常见眼科疾病。多见视物模糊，有怕光，看物体颜色较暗或呈黄色，甚至出现复视（双影）及看物体变形等症状。在世界范围内白内障是致盲的首要病因。白内障多见于50岁以上中老年人。本病属中医学"眼内障""圆翳内障"等范畴。

刮痧

取穴：睛明、攒竹、鱼腰、风池、肝俞、肾俞、足三里。

操作方法：患者取合适的体位，找准穴位后，进行常规

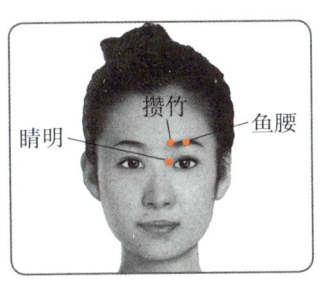

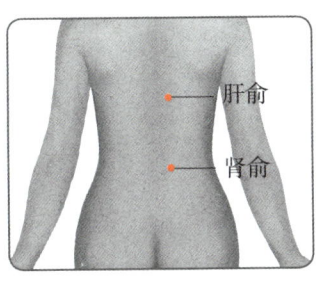

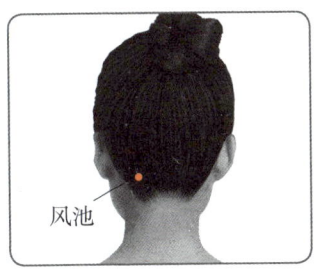

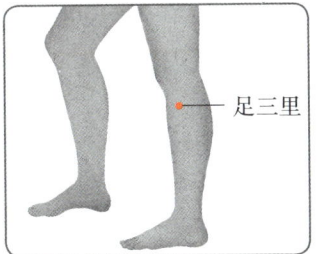

消毒，然后在所选穴位上均匀地涂抹刮痧油或润肤乳。操作时，施术者一手持刮痧板，一手扶着患者。用刮板棱角先点揉头面部睛明、攒竹、鱼腰，再用刮板刮风池，然后刮背部的肝俞、肾俞，最后刮下肢部的足三里。

拔罐

※ 留罐法

取穴：肝俞到肾俞。

操作方法：患者取俯卧位，充分暴露背部，用适量凡士林均匀涂于背部皮肤。根据患者的体形选择大小适宜、罐口光滑的玻璃火罐，以闪火法使之吸附于背部皮肤，注意罐内负压要适中，负压过大则火罐移动困难，过小则易于脱落。

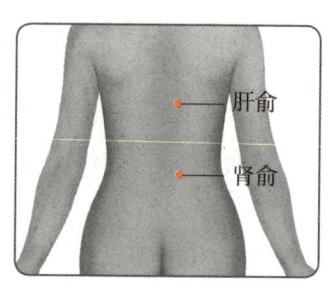

艾灸

取穴：攒竹、鱼腰、球后、承泣。

操作方法：置点燃的艾条于穴位上约3厘米高处，艾条一起一落，忽近忽远上下移动，如鸟雀啄食样。一般每穴灸5分钟。此法热感较强，注意防止烧伤皮肤。

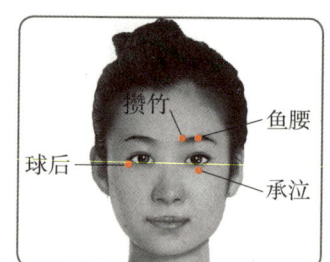

耳鸣

耳鸣是患者耳内或头内有声音的主观感觉,但外界并无相应的声源存在。患者可感觉耳内有蝉鸣声、嗡嗡声、嘶嘶声等单调或混杂的响声,可伴见头痛、头胀、烦躁、心悸易怒、腰酸等症。耳鸣的病因比较复杂,一般可分为两大类:一类是耳源性疾病(与耳部疾病相关),往往伴有听力下降,如由耳毒性药物中毒、病毒感染、内耳供血不足等引起;另一类是非耳源性疾病,这类患者除了有耳鸣外,常伴有相应疾病的其他症状,如心血管疾病、高血压、糖尿病、脑外伤等病症。

刮痧

取穴:百会、头临泣、肝俞至肾俞、命门、关元、太冲、太溪、足临泣、血海、中渚。

操作方法:患者取合适的体位,找准穴位后,进行常规消毒,然后在所选穴位上均匀地涂抹刮痧油或润肤乳。操作时,施术者一手持刮痧板,一手扶着患者。用刮板棱角刮拭,先刮头部百会、头临泣,刮拭20~30次,至此处皮肤发热为宜。再刮背部的肝俞至肾俞、命门,然后刮腹部的关

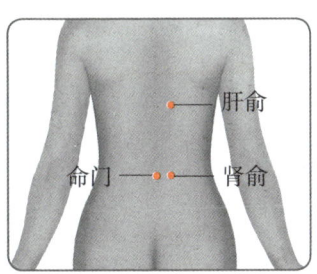
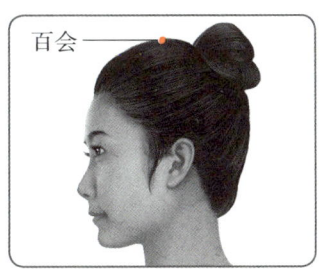

元,最后刮下肢部的太冲、太溪、足临泣、血海和上肢部的神门、中渚。

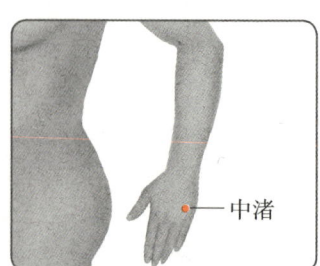

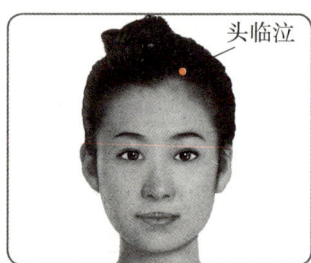

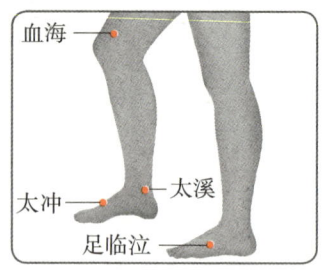

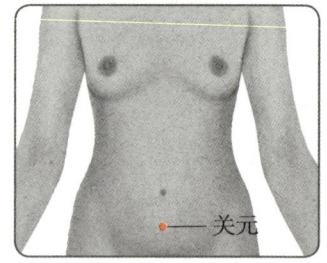

拔罐

※ 走罐法

取穴：大杼至膀胱俞、大椎至腰俞。

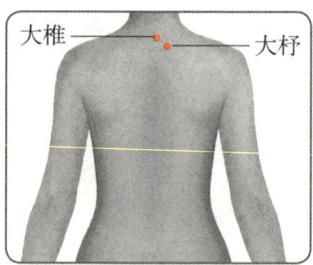

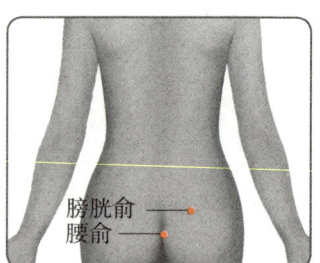

操作方法：患者取俯卧位，充分暴露背部，用适量凡士林均匀涂于背部皮肤，沿两条经脉来回推罐，至皮肤发红。根据患者的体形选择大小适宜、罐口光滑的玻璃火罐，以闪火法使之吸附于背部皮肤，注意罐内负压要适中，负压过大则火罐移动困难，负压过小则火罐易于脱落。

艾灸

※ 温和灸

取穴：耳门、听宫、听会、翳风、足三里。

操作方法：患者取坐位。施术者立于患者身侧，将艾条的一端点燃，对准应灸的腧穴部位，距离皮肤2～3厘米进行熏烤，使患者局部有温热感而无灼痛为宜。每穴灸15～20分钟，灸至以患者感觉舒适、局部皮肤潮红为度，每日灸1～2次。

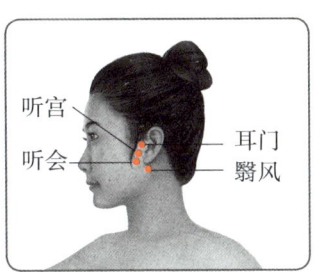
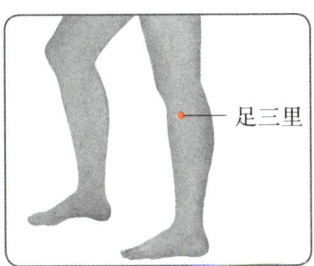

牙痛

牙痛是指牙齿因各种原因引起的疼痛症状，为口腔疾患中常见的症状之一，可见于龋齿、牙髓炎、根尖周围炎和牙本质过敏等疾病。症状多见剧烈牙痛、牙龈红肿、口臭难闻，伴有局部发热、喜漱冷水等病症，或表现为牙痛隐隐，时轻时重，牙龈萎缩，口臭不显，无局部发热、喜漱热水等症状。

刮痧

取穴：胃俞至肾俞、下关、颊车、内庭、太溪。

操作方法：患者取合适的体位。施术者找准穴位后，进行常规消毒，然后在所选穴位上均匀地涂抹刮痧油或润肤乳。操作时，施术者一手持刮痧板，一手扶患者。用刮板棱角刮拭，先刮背部胃俞至肾俞，以出痧为度。再用刮板的棱角点揉下关、颊车、内庭和太溪。切记用力要轻柔，避免刮破皮肤。

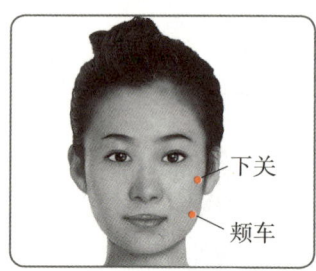

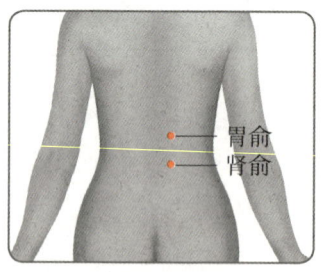

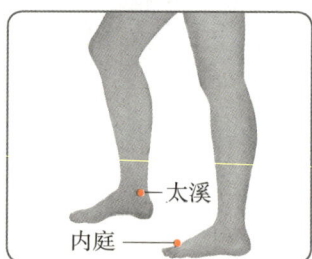

拔罐

※ 留罐法

取穴：风池、大椎、胃俞、颊车、下关。

操作方法：患者取合适的体位。施术者找准穴位，并进行常规消毒，选择大小适宜的火罐。一手持夹着酒

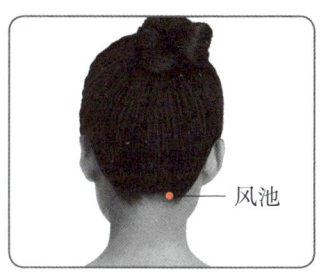

精棉的镊子，一手持罐，将酒精棉点燃后伸入罐内旋转片刻，迅速将棉球抽出，即刻将罐拔于穴位上。根据所拔罐的负压大小及患者的皮肤情况留罐10～15分钟。每日或隔日1次。

※ 刺络拔罐法

取穴：颊车、内庭、胃俞、大杼。

操作方法：患者取合适的体位。施术者将所选穴位进行常规消毒，颊车、内庭用三棱针点刺，颊车吸拔15分钟，以出血为度。大杼、胃俞拔罐20分钟。每日1次，5次为1疗程。

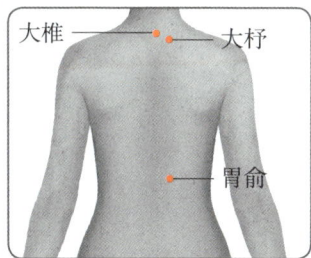
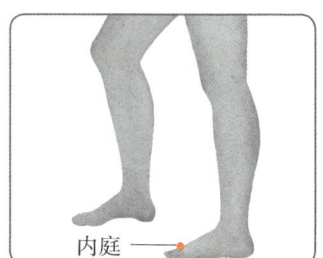

艾灸

※ 雀啄灸

取穴：涌泉、内庭、太冲。

操作方法：置点燃的艾条于穴位上方约3厘米高处，艾条一起一落、忽近忽远上下移动，如鸟雀啄食样。一般每穴灸5分钟。此法热感较强，注意防止烧伤皮肤。

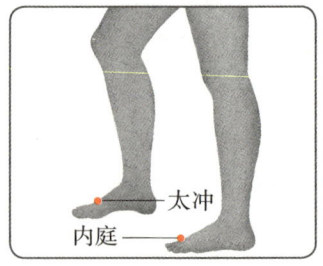
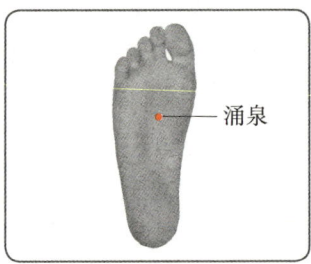

※ 隔蒜灸

取穴：涌泉。

操作方法：将独头大蒜横切成约0.3厘米的薄片，用针扎孔数个，放在患处或施灸穴位上，用大、中艾炷点燃放在蒜片中心施灸，每施灸4～5壮，须更换新蒜片，继续灸治。每穴每次宜灸足7壮，以灸处泛红为度。

口腔溃疡

口腔溃疡是指发生在口腔黏膜上的浅表性溃疡，是临床常见病、多发病。溃疡面如米粒至黄豆大小，呈圆形或卵圆形，溃疡面中央凹陷、周围潮红，可因刺激性食物引发疼痛，一般1~2周可以自愈。民间一般称之为上火，但是西医认为绝大多数口腔溃疡是由于感染病毒所致。平常应注意保持口腔清洁，常用淡盐水漱口，戒除烟酒，生活起居有规律，保证充足的睡眠。另外坚持体育锻炼，饮食清淡，多吃蔬菜水果，少食辛辣、厚味的刺激性食品也很重要。

刮痧

取穴：心俞、脾俞、地仓、颊车、合谷、三阴交、太溪。

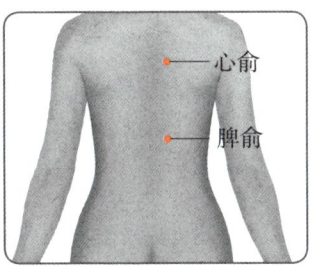
心俞
脾俞

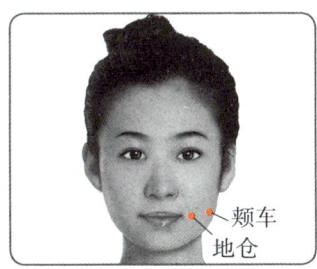
颊车
地仓

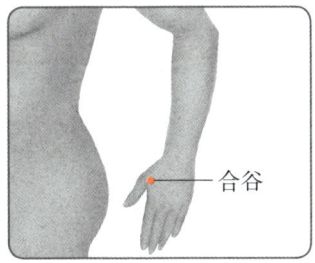
合谷

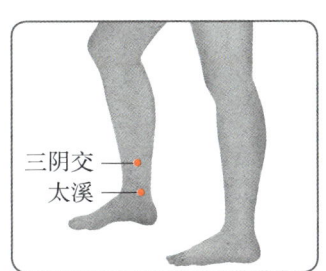
三阴交
太溪

操作方法：患者取合适的体位。施术者找准穴位后，进行常规消毒，然后在所选穴位上均匀地涂抹刮痧油或润肤乳。操作时，施术者一手持刮痧板，一手扶患者。用刮板棱角刮拭，先刮背部的心俞、脾俞，再刮面部的地仓、颊车，然后刮手上的合谷，最后刮下肢部的三阴交和太溪。

拔罐

※ 刺络拔罐

取穴：大椎、太阳、足三里、少海。

操作方法：患者取合适的体位。施术者将所选穴位进行常规消毒，用三棱针点刺每穴3～5下，至皮肤出血，吸拔留罐5～10分钟。在负压的作用下，拔出少许血液，一般每穴

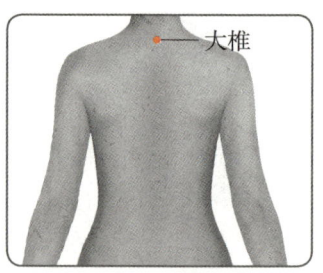

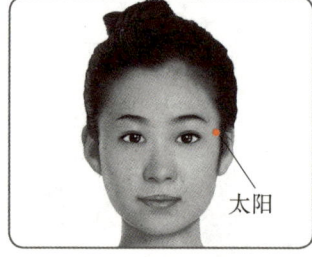

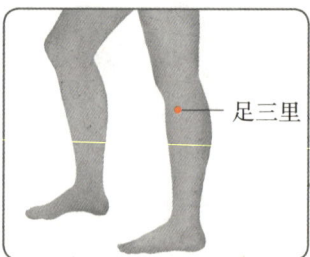

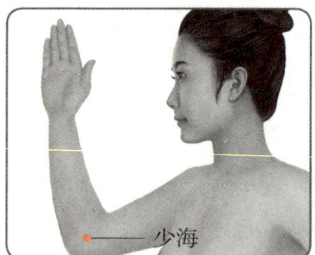

出血1～5滴为宜。起罐后擦净皮肤上的血迹，1周2次，6次为1个疗程。

艾灸

※ 回旋灸

取穴：神阙、涌泉、合谷。

操作方法：点燃艾条，悬于施灸部位上方约3厘米高处。艾条在施灸部位上左右往返移动，或反复旋转进行灸治，使皮肤有温热感而不至于灼痛。一般每穴灸10～15分钟，移动范围在3厘米左右。

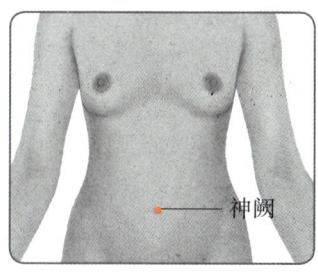

神阙

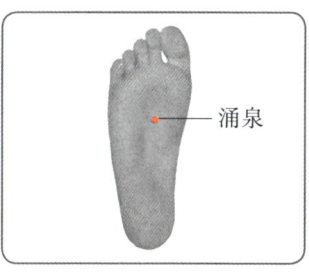

涌泉

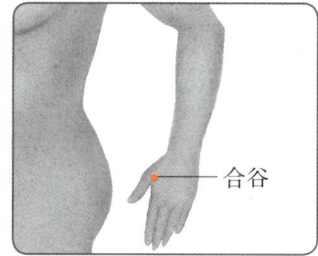

合谷

※ 隔蒜灸

取穴：涌泉。

操作方法：将独头大蒜横切成约0.3厘米的薄片，用针扎孔数个，放在患处或施灸穴位上，用大、中艾炷点燃放在蒜片中心施灸，每施灸4～5壮，须更换新蒜片，继续灸治。

鼻出血

鼻出血是一种常见症状,可出现于各种年龄、时间和季节,多由局部病变(如炎症、外伤、鼻中隔偏曲、肿瘤等)和全身性疾病(如引起动静脉压增高的疾病,凝血功能障碍,血管张力改变等)引起。前者引起的多发生于单侧鼻腔,出血量不多,后者引起的多为双侧交替性或同时出血,出血量多,时间长,难以遏止。临床表现轻者涕中带血,重者可引起失血性休克,反复出血则导致贫血。

刮痧

取穴:风池、大椎、上星、通天、迎香、合谷。

操作方法:患者取合适的体位,找准穴位后,进行常规消毒,然后在所选穴位上均匀地涂抹刮痧油或润肤乳。操

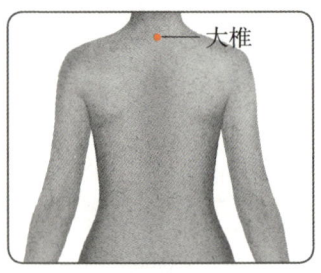

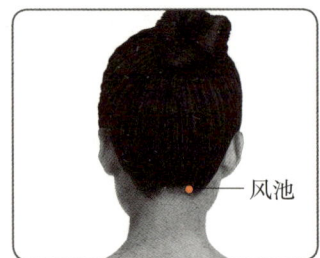

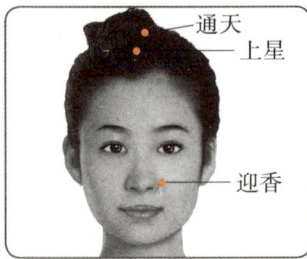

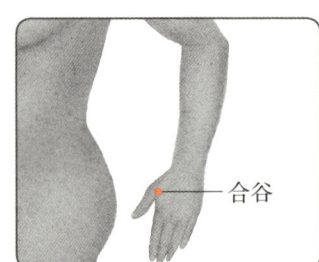

作时,施术者一手持刮痧板,一手扶着患者。用刮板棱角刮拭,先刮风池、大椎,再刮上星、通天,然后刮迎香,最后刮合谷。

拔罐

※ 刺络拔罐

取穴:大椎、关元。

操作方法:患者取合适的体位,将所选穴位进行常规消毒,以皮肤针重叩出血,吸拔留罐10~15分钟。在负压的作用下,拔出少许血液,一般每穴出血8~10滴为宜。起罐后擦净皮肤上的血迹,每日1次。

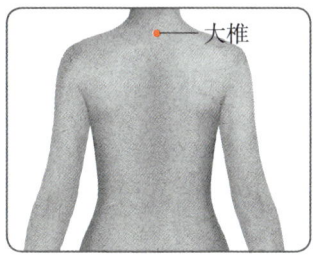
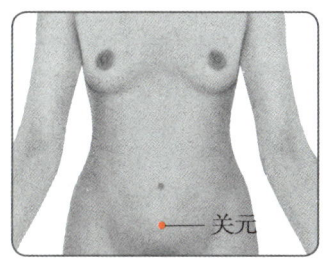

※ 针罐法

取穴:太冲、内庭、涌泉、合谷、大椎。

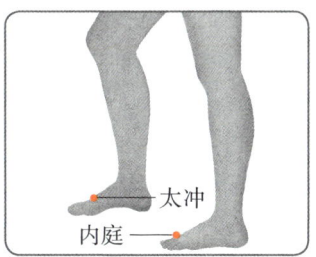
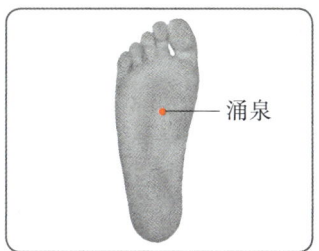

操作方法：施术者将毫针快速刺入皮下，轻捻缓进，待患者感到局部酸、沉、胀，施术者感到针下沉紧，如鱼吞钓饵，然后留针拔罐。10分钟起罐，再行留针15分钟。

艾灸

温和灸

取穴：大椎、肺俞、脾俞、涌泉。

操作方法：患者取合适的体位。施术者立于患者身侧，将艾条的一端点燃，对准应灸的腧穴部位，距离皮肤2~3厘米，进行熏烤，使患者局部有温热感而无灼痛为宜，每穴灸15~20分钟，灸至以患者感觉舒适为宜，每日灸1~2次。

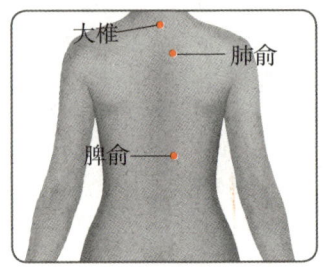
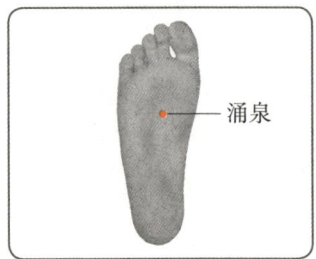

雀啄灸

取穴：孔最。

操作方法：置点燃的艾条于穴位上约3厘米高处，艾条一起一落，忽近忽远上下移动，如鸟雀啄食样。一般每穴灸5分钟。

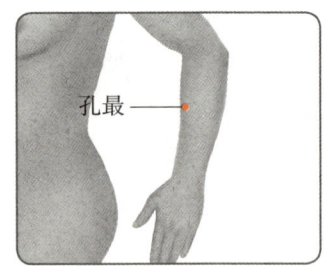

感冒

感冒又称伤风,是由病毒或细菌引起的急性上呼吸道炎症。一年四季均可发病,但以春、冬季及气候骤变时多发。主要临床表现为恶寒(恶风)、发热(体温一般不超过39℃)、鼻塞、流涕、喷嚏、声重、头痛、咽痛、咳嗽、全身酸痛、乏力、食欲减退等。如在一个时期内广泛流行,症状多类似,称为流行性感冒。本病在中医学中属于"伤风""感冒"范畴。

刮痧

取穴:风池、大椎、肺俞、曲池、外关、合谷。

操作方法:患者取合适的体位,施术者找准穴位后,进行常规消毒,然后在所选穴位上均匀地涂抹刮痧油或润肤乳。操作时,施术者一手持刮痧板,一手扶患者头部。

1.因风池处有头发覆盖,所以无须涂抹刮痧油,可用刮板角部进行刮拭,刮20～30次,至此穴处皮肤发热为宜。

2.然后用刮板棱角刮拭大椎和肺俞,以出痧为度;还可用刮板棱角点按肺俞,切记刮时用力要轻柔。

3.最后从上到下顺序刮曲池、外关、合谷,动作要求连

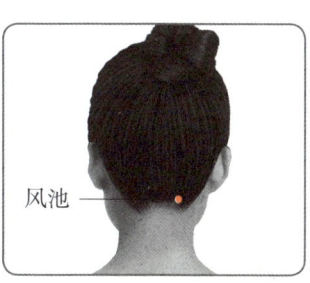
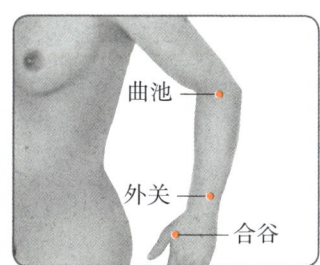

续，遇到关节处要抬起避过。其中曲池可重刮，还可以用刮板棱角点按这三个穴位。按从上到下的顺序刮10～20次，以皮肤出现痧痕为度，切忌刮破皮肤。

头痛加刮太阳、印堂；咳嗽加刮尺泽；鼻塞、流涕加刮上星、迎香；咽喉肿痛加刮少商、商阳，并放痧。放痧点刺前，施术者双手推按患者的拇指和食指，使局部血液积聚，经常规消毒后，施术者以左手拇、食、中三指夹紧被刺部位，右手持针迅速刺入皮下1～3毫米深，随即出针，挤压针孔周围，使少量出血，然后再用消毒棉球按压针孔数分钟。

拔罐

※ 留罐法

取穴：大椎、风门、肺俞。

操作方法：患者取坐位或卧位。施术者找准穴位，并进行常规消毒，选择大小适宜的火罐。一手持夹着酒精棉的镊子，一手持罐，将酒精棉点燃后伸入罐内旋转

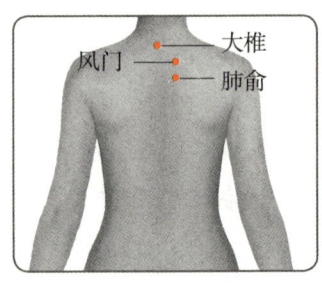

片刻，迅速将棉球抽出，即刻将罐拔于穴位上。根据所拔罐的负压大小及患者的皮肤情况留罐10～15分钟。每日或隔日1次。

※ 走罐法

取穴：大椎、大杼、肺俞。

操作方法：患者取俯卧位，充分暴露背部。施术者用适量凡士林均匀涂于背部皮肤。根据患者的体形选择大小适宜、罐口光滑的玻璃火罐，以闪火法使之吸附于

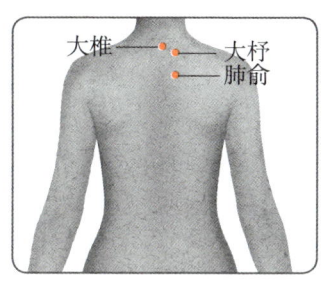

背部皮肤，注意罐内负压要适中，负压过大则火罐移动困难，过小则易于脱落。一罐从左大杼穴处拔罐，沿左侧膀胱经循行，自上而下至大肠俞，再自下而上地反复推移3～5遍，动作要慢，用力要均匀，使皮肤充血呈紫红色，后在肺俞穴处留罐。二罐从右大杼穴处，同上法操作，留罐10～20分钟后起罐。再在大椎穴拔罐，后再留罐，或向下走罐，后再留罐。每日1次。

艾灸

※ 温和灸

取穴：风池、风门、肺俞、列缺、合谷、大椎、曲池、外关、委中。

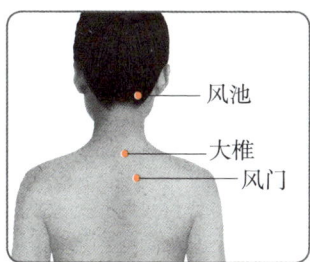

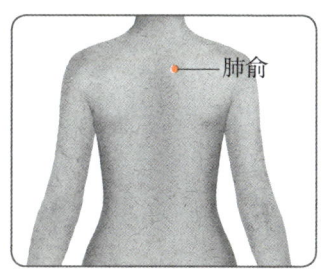

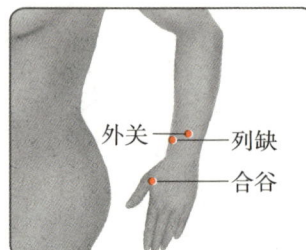
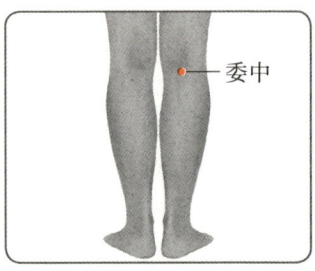

操作方法：患者俯卧位或坐位。施术者立于患者身侧，将艾条的一端点燃，对准应灸的腧穴部位，距离皮肤2～3厘米，进行熏烤，使患者局部有温热感而无灼痛为宜。每穴灸20～30分钟，灸至患者感觉舒适、局部皮肤潮红为度，每日灸1～2次。

※ 隔姜灸

取穴：大椎、肺俞、风门、列缺、曲池、外关。

操作方法：患者每次选2～4穴。将鲜生姜切成厚约0.3厘米的生姜片，用针扎孔数个，置施灸穴位上，用

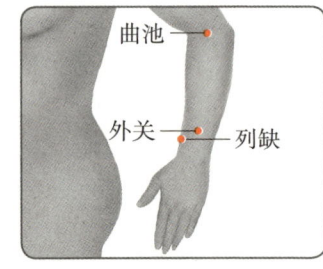

大、中艾炷点燃放在姜片中心施灸。若患者有灼痛感可将姜片提起，使之离开皮肤片刻，旋即放下，再行灸治，反复进行，以局部皮肤潮红湿润为度。一般各穴每次施灸5～7壮，每日灸1～2次。

支气管炎

支气管炎有急、慢性之分。急性支气管炎是指病毒和细菌感染，物理和化学因子刺激或过敏反应等对气管、支气管黏膜所造成的急性炎症。慢性支气管炎是由于感染或非感染因素引起的气管、支气管黏膜及其周围组织的慢性、非特异性、炎性的变化，黏液分泌增多。本病属于中医学的"咳嗽""痰饮""咳喘"范畴。

刮痧

取穴：大杼至肺俞、列缺、尺泽、中府。

操作方法：施术者找准穴位后，进行常规消毒，然后在所选穴位上均匀地涂抹刮痧油或润肤乳。先刮大杼至肺俞，再刮尺泽至列缺，最后刮中府。痰多加刮足三里、丰隆、鱼际、阴陵泉；胸痛加刮天突至膻中；胁痛加刮支沟；咽喉干痒加刮照海；痰中带血加刮孔最。

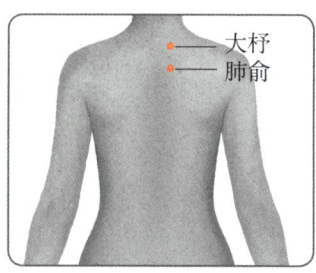

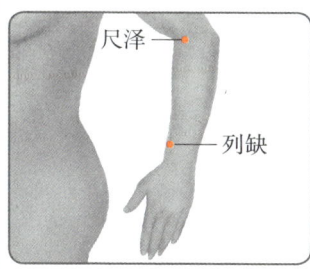

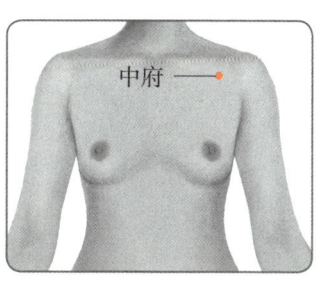

拔罐

※ 走罐法

取穴：胸骨两侧中心上下2.5～3厘米各旁开两横线；背部膀胱经第1、第2侧线。

操作方法：先在胸骨部由外向内横向（每条线）走罐各4遍；再在背部脊椎旁每条线由上至下各走罐4遍。均以皮肤发红为度。每日1次，5次为1疗程。

※ 刺络拔罐法

取穴：大杼、曲池、风门、肺俞、尺泽、鱼际、足三里。

操作方法：先用三棱针点刺，以微出血为度，后进行拔罐，留罐15～20分钟。每日或隔日1次。

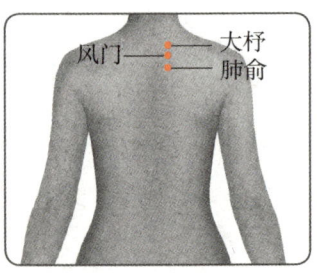

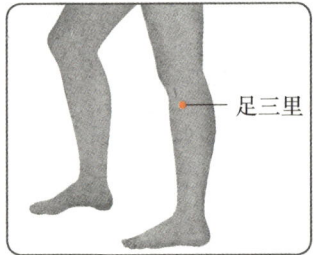

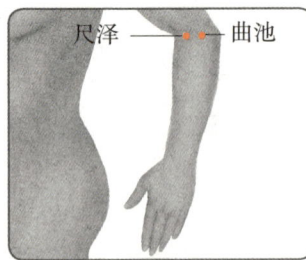

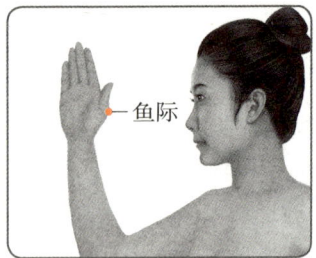

艾灸

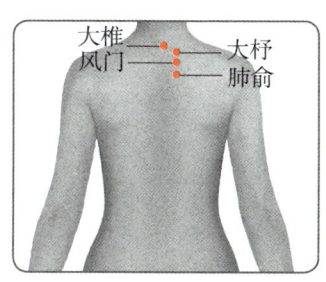

※ 温和灸

取穴：风门、大椎、大杼、肺俞。

操作方法：患者取俯卧位。施术者立于患者身侧，将艾条的一端点燃，对准应灸的腧穴部位，距离皮肤2~3厘米，进行熏烤，使患者局部有温热感而无灼痛为宜。每穴灸15~20分钟，灸至患者感觉舒适、局部皮肤潮红为度，每日灸1~2次。

※ 隔姜灸

取穴：肺俞。

操作方法：将鲜生姜切成厚约0.3厘米的生姜片，用针扎孔数个，置施灸穴位上，用大、中艾炷点燃放在姜片中心施灸。若患者有灼痛感可将姜片提起，使之离开皮肤片刻，旋即放下，再行灸治，反复进行，以局部皮肤潮红湿润为度。一般各穴每次施灸15~20分钟，每日灸1~2次。

小贴士

在气候变冷的季节，患者要注意保暖，避免受凉，因为寒冷一方面可降低支气管的防御功能，另一方面可反射地引起支气管平滑肌收缩、黏膜血液循环障碍和分泌物排出受阻，可发生继发性感染。

心律失常

心律失常指心律起源部位、心搏频率与节律以及冲动传导等的异常,患者自觉心悸、心慌,甚则不能不主的一种疾病。心律失常可见于多种器质性心脏病或单纯性功能障碍。常见的心律失常有窦性心动过速、窦性心动过缓、心律不齐、病态窦房结综合征、房室传导阻滞等。本病属中医学"心悸""惊悸"等范畴。

刮痧

取穴:大椎至至阳、心俞至胆俞、内关、神门、膻中。

操作方法:患者取合适的体位,找准穴位后,进行常规消毒,然后在所选穴位上均匀地涂抹刮痧油或润肤乳。操作时,施术者一手持刮痧板,一手扶着患者。

1.先用刮板棱角刮拭大椎至至阳、心俞至胆俞,以出痧为度,还可用刮板棱角点按心俞、至阳。

2.再用刮板棱角刮拭内关、神门,刮10~20次左右,至此穴处皮肤发热为宜。

3.最后用刮板棱角刮拭膻中,由上到下刮15~25次左

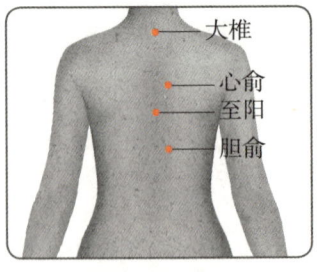
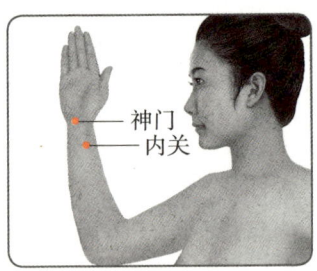

右,至此穴处皮肤发热或出痧为度,切记用力要轻柔,不可刮破皮肤。

心惊胆怯加刮间使、胆俞;气短乏力加刮膈俞、脾俞、足三里;面赤腰膝酸软加刮肾俞、太溪、涌泉、劳宫。

拔罐

※ 留罐法

取穴:心俞、胆俞、膻中。

操作方法:患者取合适的体位,找准穴位,并进行常规消毒,选择大小适宜的火罐。一手持夹着酒精棉的镊子,一手持罐,将酒精棉点燃后伸入罐内旋转片刻,迅速将棉球抽出,即刻将罐拔于穴位上。根据所拔罐的负压大小及患者的皮肤情况留罐5～10分钟。每日或隔日1次。

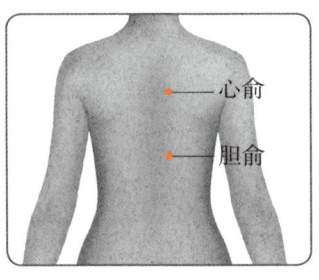
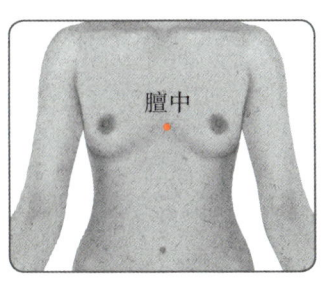

艾灸

※ 温和灸

取穴:神门、内关、足三里、心俞。

操作方法:患者取合适的体位。术者立于患者身侧,将艾条的一端点燃，对准应灸的腧穴部位，距离皮肤2～3厘米，进行熏烤，使患者局部有温热感而无灼痛为宜，每穴灸15～20分钟，灸至以患者感觉舒适、局部皮肤潮红为度，每日灸1～2次。

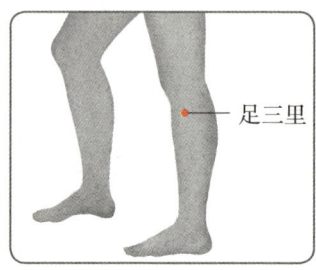
足三里

※ **隔姜灸**

取穴：心俞、厥阴俞、巨阙、膻中。

操作方法：将鲜生姜切成厚约0.3厘米的生姜片，用针扎孔数个，置施灸穴位上，用大、中艾炷点燃放在姜片中心施灸。若患者有灼痛感可将姜片提起，使之离开皮肤片刻，旋即放下，再行灸治，反复进行，以局部皮肤潮红湿润为度。一般各穴每次施灸5～7壮，每日灸1～2次。

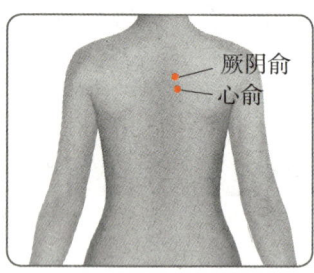
厥阴俞
心俞

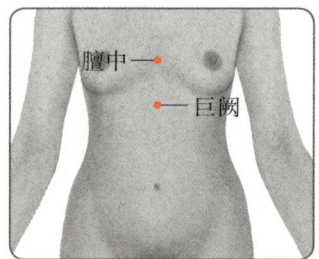
膻中
巨阙

冠心病

冠状动脉粥样硬化性心脏病简称冠心病,指冠状动脉粥样硬化导致的心肌缺血、缺氧而引起的心脏病。本病多发生在40岁以上的人群中,男性多于女性,以脑力劳动者为多。冠心病由于病变的部位、范围及程度不同,分为隐匿型冠心病、心绞痛、心肌梗死、心肌纤维化、猝死。常见的有隐匿型冠心病、心绞痛、心肌梗死。冠心病在中医属"胸痹""心痛""真心痛"等范畴。

刮痧

取穴:大椎、膏肓、神堂、心俞、厥阴俞、内关、郄门。

操作方法:患者取合适的体位。施术者找准穴位后,进行常规消毒,然后在所选穴位上均匀地涂抹刮痧油或润肤乳。操作时,施术者一手持刮痧板,一手扶患者。

1.先用刮板棱角刮拭背部大椎、膏肓、神堂、心俞及厥阴俞,以出痧为度。还可用刮板棱角点按心俞和厥阴俞。

2.再刮内关、郄门,刮20~30次,至此穴处皮肤发热为宜。切记刮时用力要轻柔。

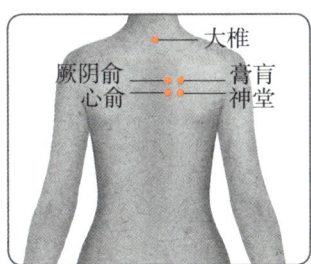
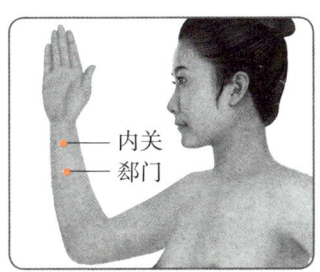

拔罐

※ 刺络拔罐法

取穴：至阳、心俞、巨阙、膻中、膈俞。

操作方法：取至阳，用三棱针速刺出血，后拔罐至至阳，留罐5分钟。亦可取上穴用单纯拔罐法，留罐10分钟。

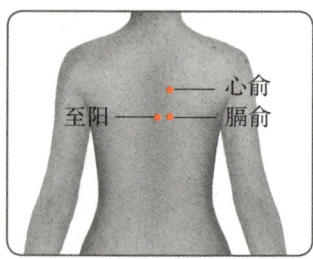
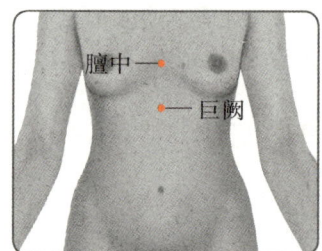

艾灸

※ 温和灸

取穴：心俞、厥阴俞、巨阙、膻中、内关。

操作方法：患者选取坐位。施术者立于患者身侧，将艾条的一端点燃，对准应灸的腧穴部位，距离皮肤2～3厘

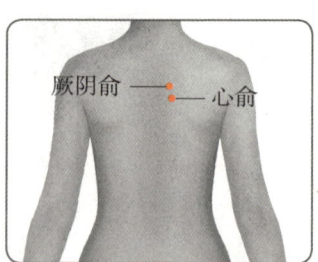
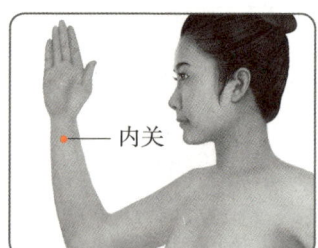

米,进行熏烤,使患者局部有温热感而无灼痛为宜,每穴灸15～20分钟,灸至患者感觉舒适、局部皮肤潮红为度,每日灸1～2次。

※ 回旋灸

取穴:神阙、中脘、关元、足三里。

操作方法:点燃艾条,悬于施灸部位上方约3厘米高处。艾条在施灸部位上左右往返移动,或反复旋转进行灸治,使皮肤有温热感而不至于灼痛。一般每穴灸10～15分钟,移动范围在3厘米左右。

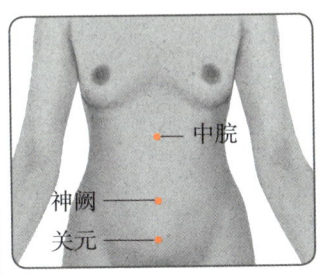

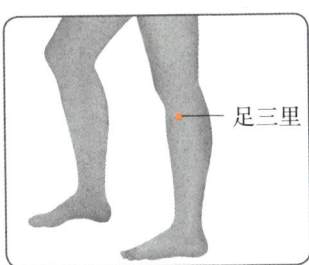

小贴士

注意睡前保健:冠心病患者的晚餐宜清淡一些,也不宜吃太多,宜吃容易消化的食物,并配合一些汤类。若饮水量不足,会让血液黏稠,因此要多喝水。按时就寝,睡前可用温水泡脚,然后按摩足底,解除疲劳。

肺炎

肺炎是指终末气道，肺泡和肺间质的炎症。肺炎链球菌是细菌性肺炎的最常见原因。肺炎链球菌性肺炎一般四季可见，但以冬春寒冷季节及气候骤变时发病居多。本病最常见于儿童和老人，以及患有免疫力缺乏症或机体免疫功能低下的人群。

刮痧

取穴：大椎、大杼、肺俞、身柱、膻中、曲池、尺泽。

操作方法：患者取合适的体位，找准穴位后，进行常规消毒，然后在所选穴位上均匀地涂抹刮痧油或润肤乳。操作时，术者一手持刮痧板，一手扶着患者。

1.先用刮板棱角刮拭大椎、大杼、肺俞、身柱，以出痧为度，还可用刮板棱角点按大杼和肺俞。

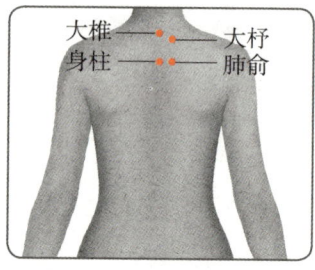

2.再用刮板棱角刮拭膻中，至此穴处皮肤发热或出痧为度，切记刮时用力要轻柔。

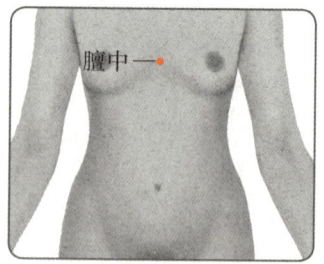

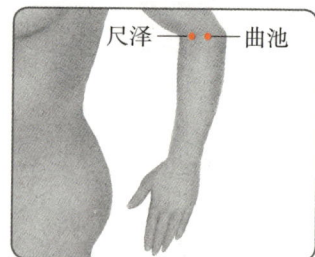

3.最后用刮板棱角刮拭曲池、尺泽,还可用刮板棱角点按着两个穴位。至此穴处皮肤发热或出痧为度。

拔罐

※ 留罐法

取穴:大椎、身柱、肺俞、肺部听诊音较明显的相应区。

操作方法:患者取卧位,找准穴位,并进行常规消毒,选择大小适宜的火罐。一手持夹着酒精棉的镊子,一手持罐,将酒精棉点燃后伸入罐内旋转片刻,迅速将棉球抽出,即刻将罐拔于穴位上。拔罐时,最好能在背部及胸部听诊音较明显的相应区域上拔罐,每次拔4~5个穴位,留罐15~25分钟,隔日1次。

※ 刺络拔罐法

取穴:风池、大杼、合谷、身柱、膈俞、内庭、肺俞、曲池、足三里。

操作方法:将所选穴位进行常规消毒,用三棱针点刺每穴3~5下,风池、内庭挤出少量血,余穴留罐5~10分钟,

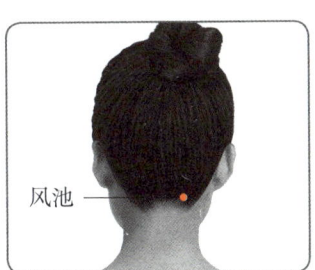

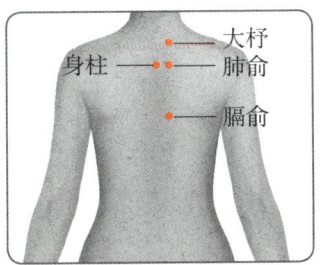

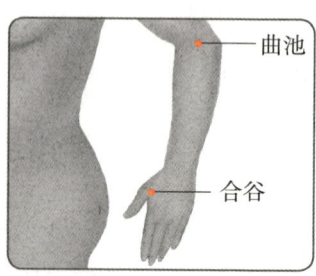
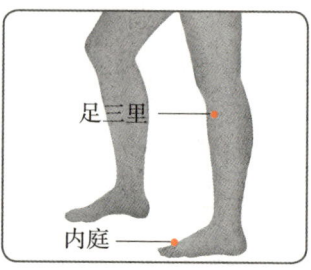

在负压的作用下,拔出少许血液,起罐后擦净皮肤上的血迹。每次选1组穴,交替施罐。每日1次,10次为1疗程。

艾灸

※ 温和灸

取穴:大椎、大杼、肺俞。

操作方法:患者取俯卧位。施术者立于患者身侧,将艾条的一端点燃,对准应灸的腧穴部位,距离皮肤2~3厘米,进行熏烤,使患者局部有温热感而无灼痛为宜,每穴灸5~10分钟,灸至以患者感觉舒适、局部皮肤潮红为度,每日灸1~2次。

※ 雀啄灸

取穴:风门、肺俞、膻中。

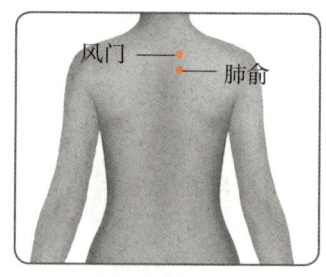

操作方法:置点燃的艾条于穴位上约3厘米高处,艾条一起一落,忽近忽远上下移动,如鸟雀啄食样。一般每穴灸5分钟。此法热感较强,注意防止烧伤皮肤。

急性胃肠炎

急性胃肠炎是夏、秋季的常见病、多发病,多由细菌及病毒等微生物感染所致。其主要表现为腹痛、腹泻、恶心、呕吐、发热等,严重者可致脱水、电解质紊乱、休克等症状。以腹痛、腹泻为表现者常称为急性肠炎;以恶心、呕吐、腹痛、腹泻同时并见者,称急性胃肠炎。本病在中医属"呕吐""腹痛""泄泻"等范畴。

刮痧

取穴:脾俞至大肠俞、天枢、足三里至下巨虚、阴陵泉。

操作方法:患者取合适的体位。施术者找准穴位后,进行常规消毒,然后在所选穴位上均匀地涂抹刮痧油或润肤乳。操作时,施术者一手持刮痧板,一手扶患者。先刮背部的脾俞至大肠俞,再刮腹部的天枢,最后刮下肢的足三里至下巨虚、阴陵泉。对急性腹泻可在肘窝、腋窝处放痧,身热加刮曲池至合谷。

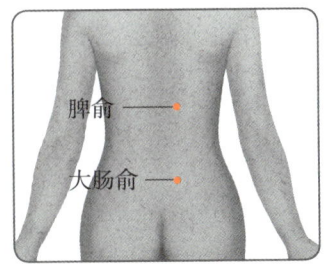
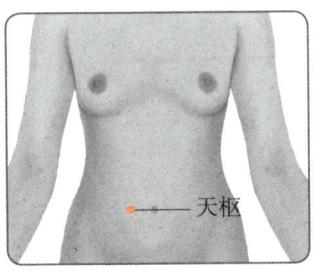
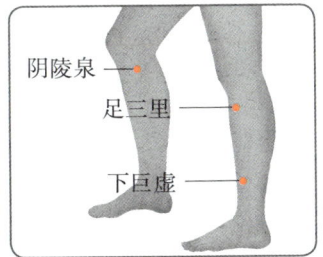

拔罐

※ 留罐法

取穴：神阙、足三里。

操作方法：选择适当的罐，拔于神阙和足三里上，留罐10～15分钟，至皮肤出现红色瘀血为度，每日1次，6次为1疗程。

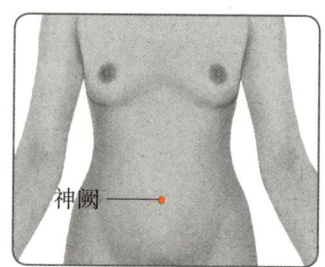
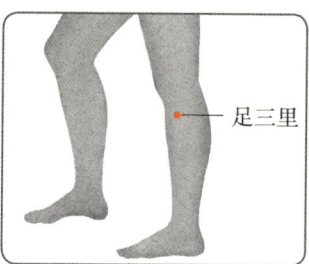

※ 走罐法

取穴：①足阳明胃经，中脘，天枢（双），足三里（双），下巨虚（双）。

②足太阳膀胱经，大肠俞，小肠俞。

操作方法：在经穴部位和火罐口的边缘涂上一层润滑

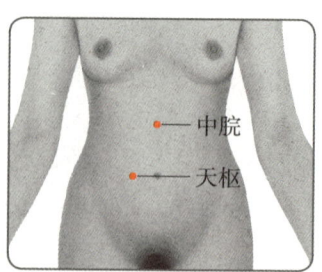
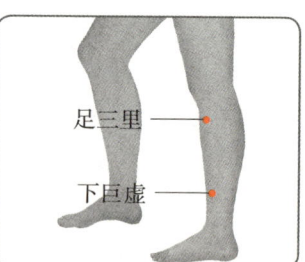

油,将醮有酒精的棉球点燃后用镊子送入罐内1~2秒钟即取出,迅速将火罐扣在中脘穴上,然后移向左侧天枢穴,再以同法返回中脘,移向右侧天枢,如此往返移动5~6遍,直至患者有一种暖和舒适感后固定于中脘穴上,再于双侧天枢穴各拔1罐,15~20分钟。于足三里各拔1罐,从上至下向下巨虚移动,反复7~8遍,然后固定在足三里穴。大肠俞与小肠俞之间走罐。轻度患者24小时1次,只用1组穴;中、重度患者12小时1次,两组穴位交替进行。

艾灸

※ 温和灸

取穴:足三里、三阴交。

操作方法:患者取仰卧位。施术者立于患者身侧,

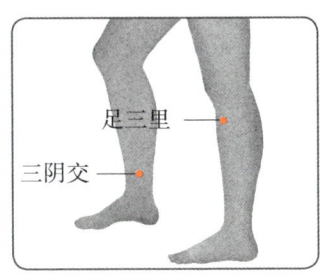

将艾条的一端点燃,对准应灸的腧穴部位,距离皮肤2~3厘米,进行熏烤,使患者局部有温热感而无灼痛为宜。每穴灸15~20分钟,灸至患者感觉舒适,每日灸1~2次。

※ 回旋灸

取穴:膻中、中脘。

操作方法:点燃艾条,悬于施灸部位上方约3厘米高处。艾条在施灸部位上左右往返移动,或反复旋转进行灸治。一般每穴灸10~15分钟,移动范围在3厘米左右。

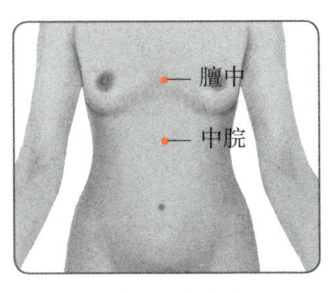

胃下垂

胃下垂是在直立位时胃下缘位于髂嵴连线以下5厘米,或胃小弯弧线最低点降到髂嵴连线以下的位置,同时伴有胃的排空功能障碍的疾病。本病多见于瘦长无力体型者,同时有肾、肝等内脏下垂。严重者可因肠系膜牵拉压迫十二指肠横部而引起十二指肠壅积症,并加重消化不良症状。所有症状如不适、饱胀、沉坠感、隐痛等在直立时加重,平卧时减轻。X线钡餐检查无溃疡的征象,而显示胃小弯最低点在髂嵴连线以下,胃呈无张力型是诊断本病的依据。主要临床表现以食欲减退、顽固性腹胀,食后症状更为突出,平卧时减轻、立位有下坠感为特点。本病在中医学中属于"胃缓""中气下陷"范畴。

刮痧

取穴:百会、脾俞、胃俞、下脘至上脘。

操作方法:患者取合适的体位。施术者找准穴位后,进行常规消毒,然后在所选

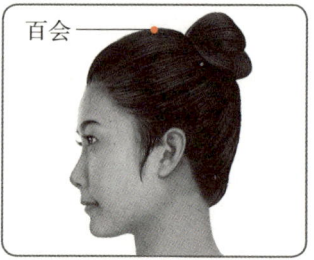

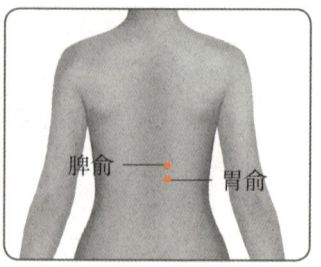

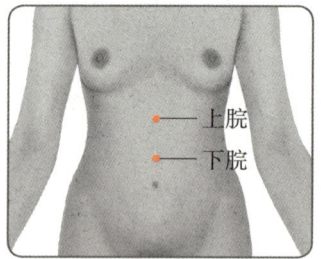

穴位上均匀地涂抹刮痧油或润肤乳。操作时，施术者一手持刮痧板，一手扶患者。用刮板棱角刮拭百会穴20～30次，至此处皮肤发热为主。然后用刮板棱角刮拭脾俞和胃俞，以出痧为度，还可用刮板棱角点按这两个穴位。最后从下至上刮下脘至上脘，切记刮时用力要轻柔。

拔罐

※ 刺络拔罐法

取穴：百会、大椎、脾俞、胃俞、中脘、气海。

操作方法：患者取合适的体位。施术者对选好的穴位进行常规消毒后，先用三棱针点刺以上诸穴，百会挤出少量血，余穴拔罐，留罐5～10分钟，隔日1次。

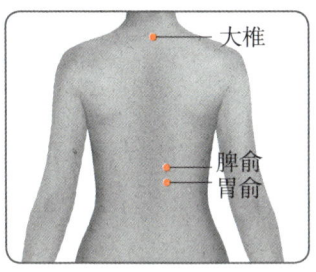
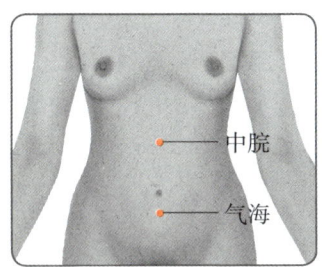

艾灸

※ 温和灸

取穴：足三里、三阴交、中脘、胃上。

操作方法：患者取合适的体位。施术者立于患者身侧，将艾条的一端点燃，对准应灸的腧穴部位，距离皮肤2～3厘米，进行熏烤，使患者局部有温热感而无灼痛为宜。每穴灸15～20分钟，灸至患者感觉舒适、局部皮肤潮红为度，每日灸1～2次。

※ 温盒灸

取穴：胃上。

操作方法：把温灸盒安放于应灸部位的中央，点燃艾卷后，置铁纱上，盖上盒盖，放置穴位处。每次可灸15～30分钟。

※ 隔姜灸

取穴：百会、脾俞、胃俞、中脘、梁门、气海、关元、足三里。

操作方法：将鲜生姜切成厚约0.3厘米的生姜片，用针扎孔数个，置施灸穴位上，用大、中艾炷点燃放在姜片中心施灸。若患者有灼痛感可将姜片提起，使之离开皮肤片刻，旋即放下，再行灸治，反复进行，以局部皮肤潮红湿润为度。一般各穴每次施灸5～7壮，每日灸1～2次，30次为1个疗程。

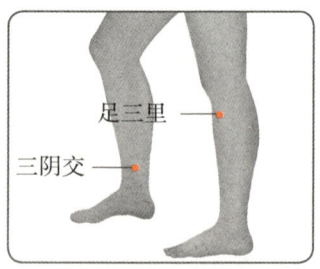
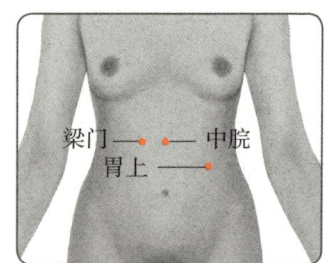

消化性溃疡

胃与十二指肠溃疡又称消化性溃疡。由于溃疡的形成和发展与酸性胃液、胃蛋白酶的消化作用有密切关系，所以称为消化性溃疡。上腹痛为主要症状，也会出现钝痛、灼痛、胀痛或剧痛，也可仅为饥饿样不适感。胃溃疡患者疼痛多为进食后加重，十二指肠溃疡患者疼痛多为进食后缓解。可见其他胃肠道症状及全身症状如嗳气、泛酸、胸骨后烧灼感、流涎、恶心、呕吐、便秘等。本病属于中医学的"胃痛""胃脘痛""心下痛"等范畴。

刮痧

取穴：大椎、大杼、膏肓、脾俞、胃俞、上脘至中脘、足三里。

操作方法：患者取合适的体位，找准穴位后，进行常规消毒，然后在所选穴位上均匀地涂抹刮痧油或润肤乳。操作时，施术者一手持刮痧板，一手扶着患者。用刮板棱角刮拭，先刮大椎、大杼、膏肓、脾俞、胃俞，再刮上脘至中脘，最后刮足三里。以出痧为度，切记刮时用力要轻柔。

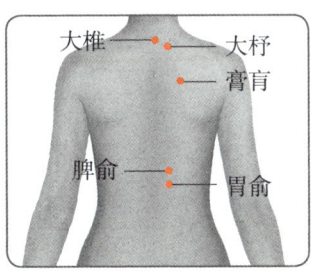
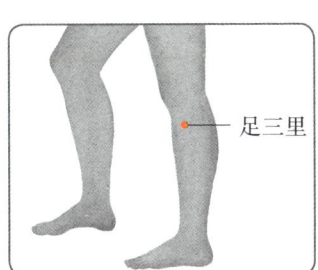

拔罐

※ 留罐法

取穴：上脘、中脘、梁门、幽门、脾俞、胃俞、肝俞。

操作方法：患者取合适的体位，找准穴位，并进行常规消毒，选择大小适宜的火罐。施术者一手持夹着酒精棉的镊子，一手持罐，将酒精棉点燃后伸入罐内旋转片刻，迅速将棉球抽出，即刻将罐拔于穴位上。根据所拔罐的负压大小及患者的皮肤情况留罐10～15分钟，每日治疗1次。

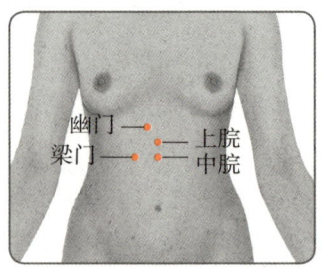
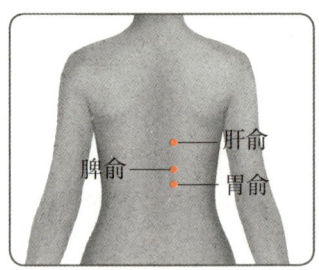

※ 刺络拔罐法

取穴：大椎、身柱、脾俞、胃俞、中脘。

操作方法：患者取俯卧位，施术者先用三棱针点刺所选

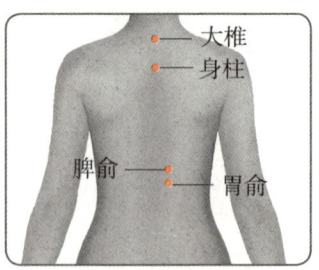
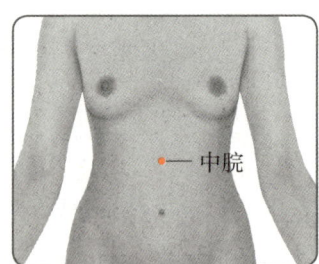

穴位，然后拔罐，使之出血。留罐10～15分钟，起罐后擦净皮肤上的血迹，隔日1次。

艾灸

※ 温和灸

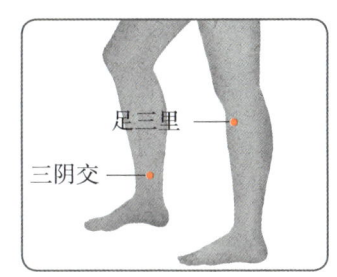

取穴：足三里、三阴交。

操作方法：患者取仰卧位。施术者立于患者身侧，将艾条的一端点燃，对准应灸的腧穴部位，距离皮肤2～3厘米，进行熏烤，使患者局部有温热感而无灼痛为宜，每穴灸15～20分钟，灸至以患者感觉舒适、局部皮肤潮红为度，每日灸1～2次。

※ 回旋灸

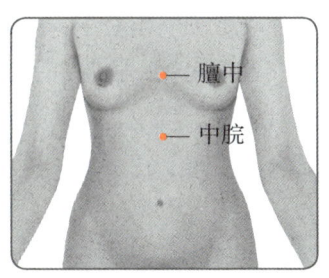

取穴：膻中、中脘。

操作方法：点燃艾条，悬于施灸部位上方约3厘米高处。艾条在施灸部位上左右往返移动，或反复旋转进行灸治。使皮肤有温热感而不至于灼痛。一般每穴灸10～15分钟，移动范围在3厘米左右。

脂肪肝

脂肪肝是指由于各种原因引起的肝细胞内脂肪堆积过多的病变。轻度脂肪肝多无临床症状，易被忽视。约25%以上的脂肪肝患者临床上无症状，有的仅有疲乏感，而多数脂肪肝患者较胖。中、重度脂肪肝有类似慢性肝炎的表现，会有食欲不振、疲倦乏力、恶心、呕吐、体重减轻、肝区或右上腹隐痛等症状。

刮痧

取穴：肝俞、期门、章门、京门、三阴交、足三里、丰隆、阴陵泉。

操作方法：患者取合适的体位。施术者找准穴位后，进行常规消毒，然后在所选穴位上均匀地涂抹刮痧油或润肤乳。操作时，施术者一手持刮痧板，一手扶患者。用刮板棱角刮拭，先刮肝俞，再刮期门、章门、京门，最后刮阴陵泉、三阴交、足三里、丰隆，以出痧为度，切

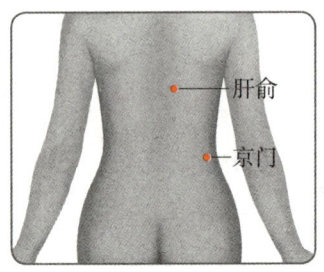

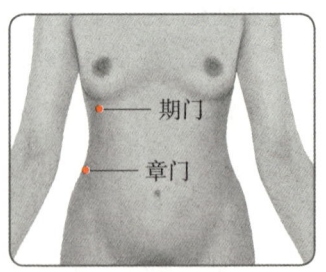

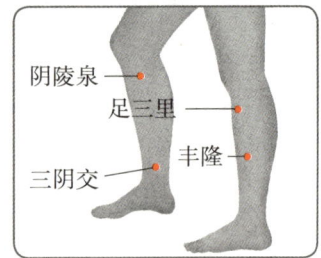

记刮时用力要轻柔。还可用刮板棱角点按章门、期门、肝俞、足三里等穴。

拔罐

※ 留罐法

取穴：膈俞、肝俞、脾俞、胃俞、足三里。

操作方法：患者取合适的体位。施术者找准穴位，并进行常规消毒，选择大小适宜的火罐。一手持夹着酒精棉的镊子，一手持罐，将酒精棉点燃后伸入罐内旋转片刻，迅速将棉球抽出，即刻将罐拔于穴位上。根据所拔罐的负压大小及患者的皮肤情况留罐10~15分钟。每日或隔日1次。

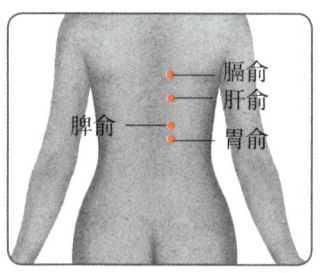 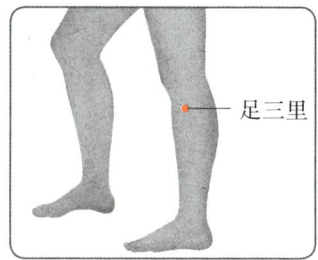

※ 走罐法

取穴：膈俞至胃俞。

操作方法：患者取俯卧位，充分暴露背部。施术者用适量凡士林均匀涂于背部皮肤。根据患者的体形选择大小适宜、罐口光滑的玻璃火罐，以闪火法使之吸附于背部皮肤，注意罐内负压要适中，负压过大则火罐移动困难，过小则易于脱落。沿膈俞至胃俞一线来回移动火罐，操作2~3分钟。

※ 闪罐法

取穴：中脘、期门、章门、天枢。

操作方法：用镊子夹住蘸有适量酒精的棉球，点燃后迅速送入罐底，立即抽出，将罐拔于施术穴位，然后将罐立即取下，按上述方法再次吸拔于施术穴位，反复多次至皮肤潮红为止。施术者应随时掌握罐体温度，如感觉罐体过热，可更换另一罐继续操作。

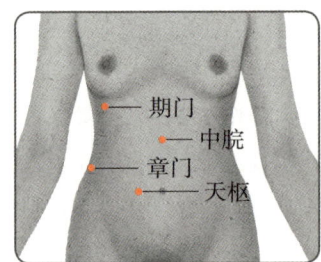

艾灸

※ 温和灸

取穴：膈俞、肝俞、期门、足三里。

操作方法：患者取合适的体位。施术者立于患者身侧，将艾条的一端点燃，对准应灸的腧穴部位，距离皮肤2～3厘米，进行熏烤，使患者局部有温热感而无灼痛为宜。每穴灸15～20分钟，灸至患者感觉舒适、局部皮肤潮红为度，每日灸1～2次。

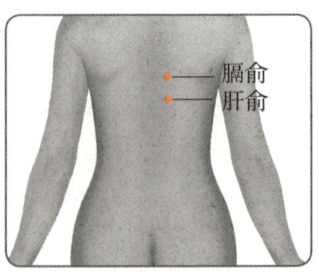
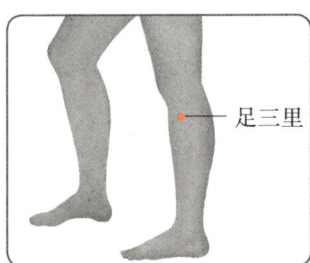

胆石症

胆石症是指胆管或胆囊产生胆石而引起剧烈的腹痛、黄疸、发热等症状的一种疾病。胆石症是最常见的胆道疾病。胆石症发作期主要症状有上腹或右上腹剧烈绞痛,可放射至右肩背部,甚至可诱发心绞痛、发热、恶心、呕吐、腹胀和食欲下降、黄疸等。胆石症慢性期(发作间歇期)临床症状多不典型,可见右上腹或上腹不同程度地隐痛或刺痛,进食油腻食物或劳累后症状加重。本病属中医学"胁痛""黄疸"等范畴。

刮痧

取穴:天宗、胆俞、背部阿是穴(压痛点)、中脘、足三里。

操作方法:患者取合适的体位。施术者找准穴位后,进行常规消毒,然后在所选穴位上均匀地涂抹刮痧油或润肤乳。操作时,施术者一手持刮痧板,一手扶患

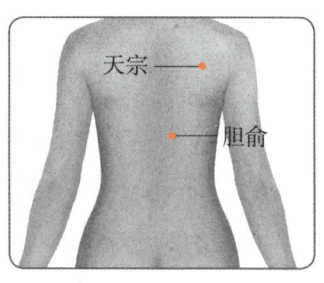

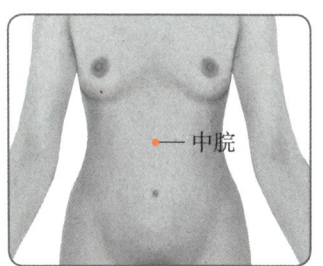

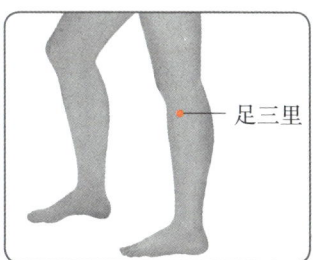

者。用刮板棱角刮拭，先刮天宗、胆俞及背部阿是穴，再刮中脘，最后刮足三里。以出痧为度，切记刮时用力要轻柔。

拔罐

※ 刺络拔罐法

取穴：日月、期门、中脘。

操作方法：患者取仰卧位。施术者将所选穴位进行常规消毒，用三棱针点刺每穴3～5下，各穴拔罐。在负压的作用下，拔出少许血液，一般每穴出血8～10滴为宜。起罐后擦净皮肤上的血迹，每日1次。

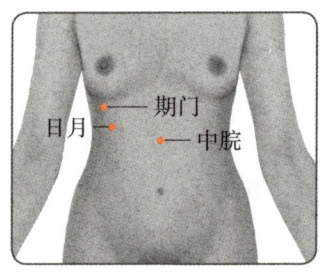

艾灸

※ 温和灸

取穴：肝俞、胆俞、阳陵泉。

操作方法：患者取合适的体位。施术者立于患者身侧，

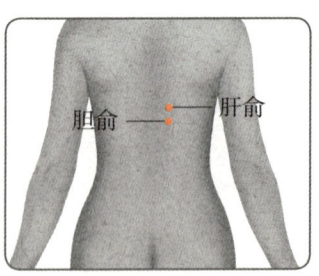

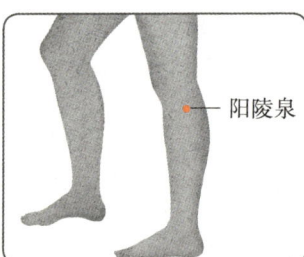

将艾条的一端点燃，对准应灸的腧穴部位，距离皮肤2~3厘米，进行熏烤，使患者局部有温热感而无灼痛为宜。每穴灸15~20分钟，灸至患者感觉舒适、局部皮肤潮红为度，每日灸1~2次。

※ 温针灸

取穴：日月、中脘、太冲。

操作方法：将针刺入腧穴得气并给予适当补泻手法，留针时将纯净细软的艾绒捏在针尾上，或用长1~2厘米的艾条，插在针柄上，点燃施灸。待艾绒或艾条烧完后除去灰烬，将针取出。

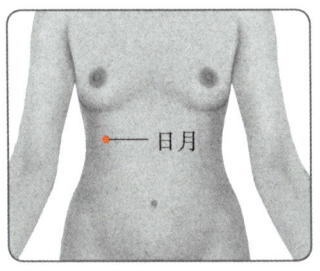

日月

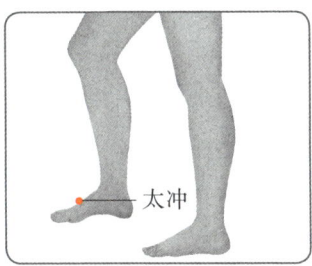

太冲

小贴士

减低食物中的脂肪含量，不吃肥肉、油炸和含脂肪多的食品。还要少吃含胆固醇多的食品如蛋黄、鱼子及动物的脑、肝、肾等。烹制食品的时候，应以炖、烩、蒸、煮为主。

单纯性肥胖症

肥胖病是一种慢性疾病,是指机体内热量的摄入大于消耗,造成体内脂肪堆积过多,导致体重超常。实测体重超过标准体重20%以上,并且脂肪百分率(F%)超过30%者称为肥胖;实测体重超过标准体重,但小于20%者称为超重。肥胖病系指单纯性肥胖,即内分泌—代谢病为病因者除外。肥胖发生率女性多于男性,35岁以后发生率增高,以50岁以上居多。现今已经证实在肥胖人群中糖尿病、冠心病、高血压、中风、胆石症及痛风等疾病的发病率普遍较高。

刮痧

取穴:身柱至命门、中脘、气海至关元、丰隆、上巨虚、阴陵泉、三阴交。

操作方法:患者取合适的体位,找准穴位后,进行常规消毒,然后在所选穴位上均匀地涂抹刮痧油或润肤乳。操作时,施术者一手持刮痧板,一手扶着患者。用刮板棱角刮拭,先刮身柱至命门,再刮中脘、气海至关元,最后刮丰隆、上巨虚、阴陵泉、三阴交,以出痧为度,切记刮时用力轻柔。

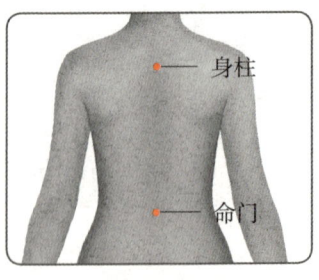
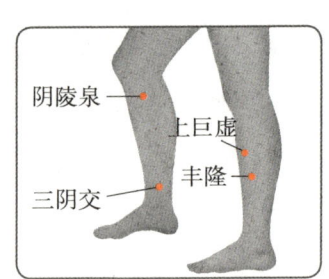

拔罐

※ 留罐法

取穴：①脾俞、胃俞、中脘、气海、天枢、关元、足三里；

②脾俞、三阴交、足三里。第1次配关元、水道；第2次配中脘、天枢。

操作方法：患者取合适的体位，找准穴位，并进行常规消毒，施术者一手持夹着酒精棉的镊子，一手持罐，将酒精棉点燃后伸入罐内旋转片刻，迅速将棉球抽出，即刻将罐拔于穴位上。根据所拔罐的负压大小及患者的皮肤情况留罐10～15分钟。每日或隔日1次。两组穴位交替使用。

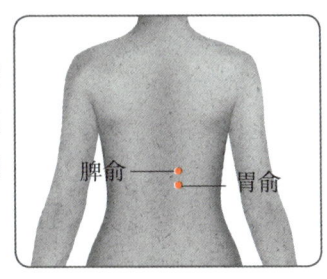

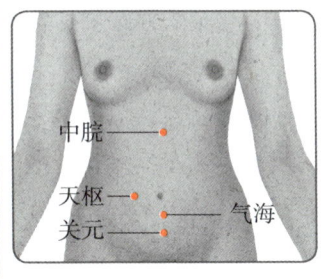

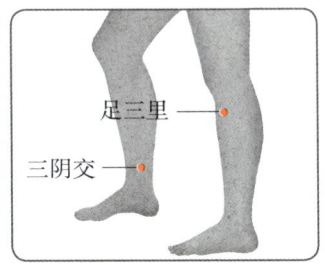

※ 针罐法

取穴：阿是穴（肥胖局部）、中脘、天枢、关元、足三里、巨阙、大横、气海、丰隆、三阴交。大腿围、臀围较大者，加箕门、髀关。

操作方法：施术者将毫针快速刺入皮下，轻捻缓进，待患者感到局部酸、沉、胀，并向下行至少腹，施术者感到针下沉紧，如鱼吞钓饵，然后留针拔罐；10分钟起罐，再行留针15分钟。

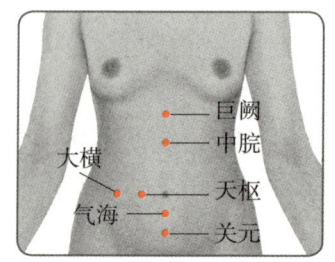
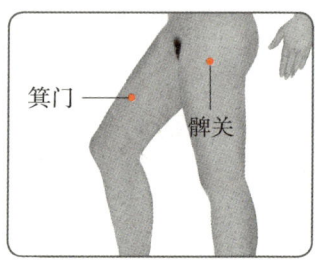

艾灸

※ 隔姜灸

取穴：三焦俞、大椎、命门、三阴交、地机。

操作方法：将鲜生姜切成厚约0.3厘米的生姜片，用针扎孔数个，置施灸穴位上，用大、中艾炷点燃放在姜片中心施灸。若患者有灼痛感可将姜片提起，使之离开皮肤片刻，旋即放下，再行灸治，反复进行。一般各穴每次施灸5～7壮，每日灸1～2次，30次为1个疗程。

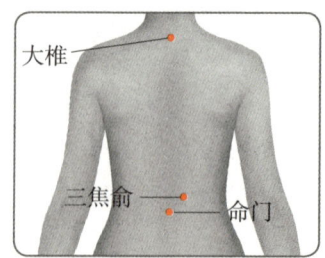
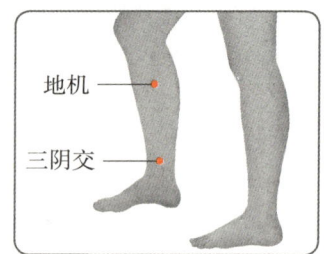

落枕

落枕,又称"失枕""失颈",是颈项部常见的软组织损伤疾患,是急性单纯性颈项部强痛,活动受限的一种病症。以急性颈部肌肉痉挛、强直、酸胀、疼痛和颈部运动功能障碍为主要临床表现,轻者数日自愈,重者疼痛严重并向头部及上肢放射,可持续数周。此症多由睡眠姿势不当,枕头过高或过低,使颈部一侧肌群在较长时间内处于高度伸展状态而发生痉挛,睡眠颈部吹风受凉引起,同时多发于晨起之后。

刮痧

取穴:大椎、天柱至肩井、肩井至肩外俞、肩中俞、后溪、悬钟。

操作方法:患者取合适的体位,找准穴位后,进行常规消毒,然后在所选穴位上均匀地涂抹刮痧油或润肤乳。操作时,施术者一手持刮痧板,一手扶着患者。用

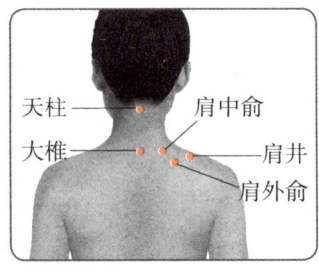

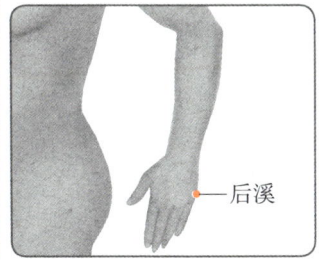

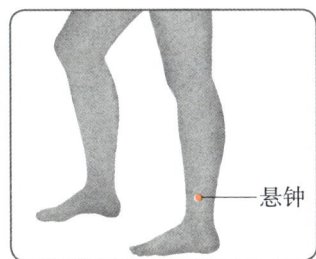

刮板棱角刮拭，先刮大椎、天柱至肩井，再刮肩井至肩外俞、肩中俞，然后刮后溪，最后刮悬钟。

拔罐

※ 留罐法

取穴：风池、大椎、肩井、肩外俞、天宗。

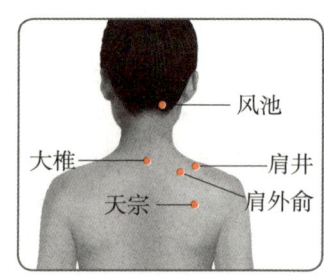

操作方法：患者取合适的体位，找准穴位，并进行常规消毒，选择大小适宜的火罐。施术者一手持夹着酒精棉的镊子，一手持罐，将酒精棉点燃后伸入罐内旋转片刻，迅速将棉球抽出，即刻将罐拔于穴位上。根据所拔罐的负压大小及患者的皮肤情况留罐10～15分钟。每日或隔日1次。

※ 针罐法

取穴：风池、肩井、阿是穴、曲池、后溪。

操作方法：风池、后溪针刺，施术者将毫针快速刺入皮下，轻捻缓进，待患者感到局部酸、沉、胀，术者感到针下沉紧，如鱼吞钓饵。余穴拔罐，留罐10～15分钟，每日1次。

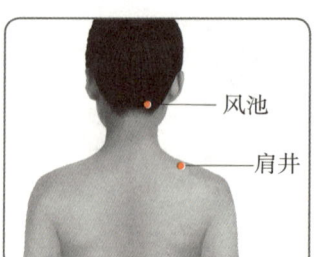
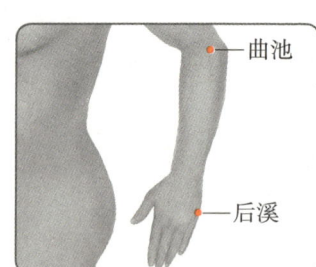

艾灸

※ 回旋灸

取穴：大椎、颈夹脊、肩井。

操作方法：点燃艾条，悬于施灸部位上方约3厘米高处。艾条在施灸部位上左右往返移动，或反复旋转进行灸治。使皮肤有温热感而不至于灼痛。一般每穴灸10～15分钟，移动范围在3厘米左右。

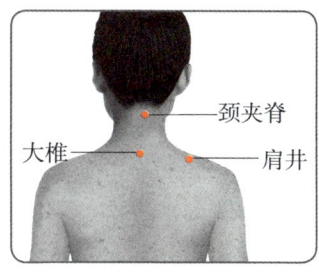

※ 温盒灸

取穴：天柱、大椎、肩井、肩外俞。

操作方法：施灸时，把温灸盒安放于应灸部位的中央，点燃艾卷后，置铁纱上，盖上盒盖，放置穴位或患处。每次可灸15～30分钟。

小贴士

米醋可活血化瘀、散寒止痛，加热后可用于治疗落枕。取干净纱布（或棉质手帕）浸入约300毫升米醋中，然后将浸湿的纱布折3叠，平敷在疼痛部位，再用热水袋覆盖纱布，温度以自觉温热为宜，保持30分钟，疼痛即可缓解。

颈椎病

颈椎病是指因颈椎退行性变引起颈椎管或椎间孔变形、狭窄，刺激、压迫颈部脊髓、神经根、交感神经，造成其结构或功能性损害所引起的临床表现。主要症状是头、颈、肩、背、手臂酸痛，脖子僵硬，活动受限。颈肩酸痛可放射至头枕部和上肢，有的伴有头晕，重者伴有恶心呕吐，卧床不起，少数可有眩晕，猝倒。当颈椎病累及交感神经时可出现头晕、头痛、视力模糊、眼胀、眼干、睁眼不开、耳鸣、平衡失调、心动过速、心慌，胸部紧束感，有的甚至出现胃肠胀气等症状。常伴有失眠、烦躁、发怒、焦虑、忧郁等症状。本病在中医学中属于"骨痹""肩颈痛""风湿痹痛"范畴。

刮痧

取穴：风池至肩井、天柱、大椎、大杼、天宗、曲池、合谷。

操作方法：患者取合适的体位，找准穴位后，进行常规消毒，然后在所选穴位上均匀地涂抹刮痧油或润肤乳。操作时，施术者一手持刮痧板，一手扶着患者。用刮板棱角刮

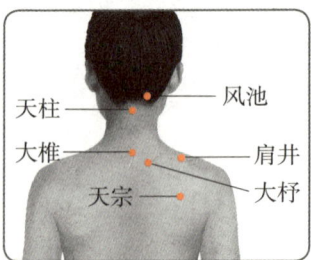

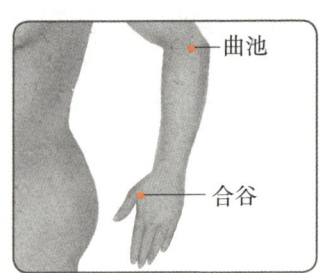

拭，先刮肩背部风池至肩井，再刮背部的天柱、大椎、大杼和天宗，最后刮上肢部的曲池和合谷。

拔罐

※ 留罐法

取穴：风池、颈夹脊、大椎。

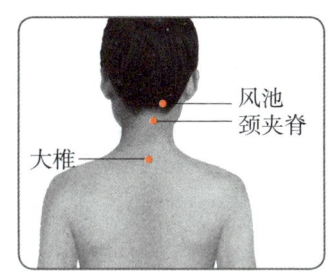

操作方法：患者取合适的体位，找准穴位，并进行常规消毒，选择大小适宜的火罐。施术者一手持夹着酒精棉的镊子，一手持罐，将酒精棉点燃后伸入罐内旋转片刻，迅速将棉球抽出，即刻将罐拔于穴位上。根据所拔罐的负压大小及患者的皮肤情况留罐10～15分钟。每日或隔日1次。

艾灸

※ 温和灸

取穴：大椎、大杼、颈百劳、阿是穴。

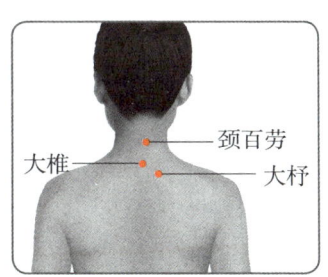

操作方法：患者取坐位。施术者立于患者身侧，将艾条的一端点燃，对准应灸的腧穴部位，距离皮肤2～3厘米，进行熏烤，使患者局部有温热感而无灼痛为宜，每穴灸15～20分钟，灸至以患者感觉舒适、局部皮肤潮红为度，每日灸1～2次。

※ 隔姜灸

取穴：风池、颈夹脊、大椎。

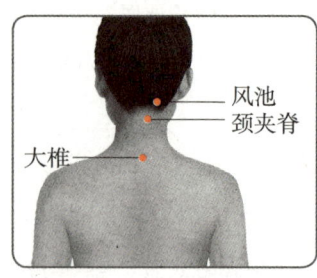

操作方法：将鲜生姜切成厚约0.3厘米的生姜片，用针扎孔数个，置施灸穴位上，用大、中艾炷点燃放在姜片中心施灸。若患者有灼痛感可将姜片提起，使之离开皮肤片刻，旋即放下，再行灸治，反复进行，以局部皮肤潮红湿润为度。一般各穴每次施灸15～20分钟，每日灸1～2次。

小贴士

办公室工作者应在坐姿上尽可能保持自然的端坐位，头部稍微向前倾，保持头、颈、胸的正常生理曲线；也可增高或者降低桌面与椅子的高度比例来避免头颈部过度后仰或者过度前倾。

长期伏案工作者在工作1～2小时后有目的地让头颈部左右转动数次，转动时应该轻柔、缓慢，以达到该方向最大运动范围为准。

肩关节周围炎

肩关节周围炎，俗称"冻结肩""漏肩风"，是肩周肌肉、肌腱、滑囊和关节囊等软组织的慢性炎症。肩关节周围炎是一种中老年人的常见病，女性多于男性，多见于体力劳动者，好发年龄在50岁左右，所以又称"五十肩"。主要表现为肩关节疼痛及关节僵直。疼痛可为阵发性或持续性，活动与休息均可出现，严重者一触即痛，甚至半夜会痛醒。部分患者疼痛可向颈、耳、前臂或手放射，肩部可有压痛。由于肩部上下左右活动受到不同程度的限制，病情严重的患者，连刷牙、洗脸、梳头、脱衣等都有一定困难。

刮痧

取穴：肩髃、肩髎、阿是穴（痛点）、天宗、后溪、合谷。

操作方法：患者取合适的体位，找准穴位后，进行常规消毒，然后在所选穴位

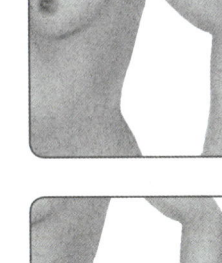

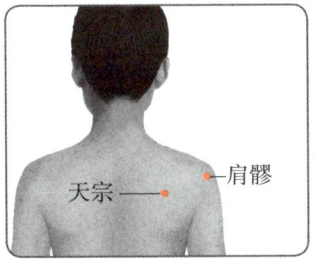

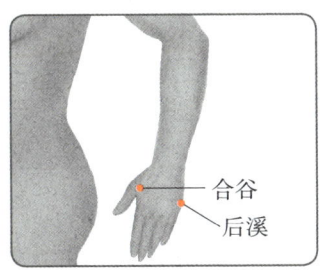

上均匀地涂抹刮痧油或润肤乳。操作时，施术者一手持刮痧板，一手扶着患者。用刮板棱角刮拭，先刮肩髃、肩髎，再刮阿是穴（痛点），最后刮天宗、后溪和合谷。可以用刮板的棱角点揉痛点，以患者能耐受为度。

拔罐

※ 留罐法

取穴：肩井、肩髃、肩髎、天宗、大杼、曲池、外关。

操作方法：患者取合适的体位，找准穴位，并进行常规消毒，选择大小适宜的火罐。一手持夹着酒精棉的镊子，一手持罐，将酒精棉点燃后伸入罐内旋转片刻，迅速将棉球抽出，即刻将罐拔于穴位上。根据所拔罐的负压大小及患者的皮肤情况留罐10～15分钟。每日或隔日1次。

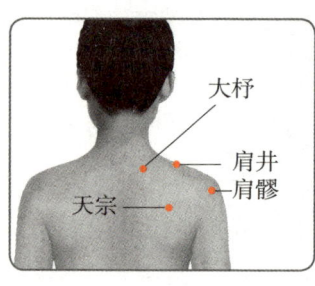
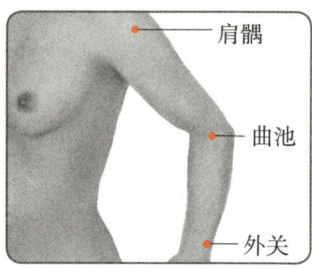

※ 走罐法

取穴：病痛局部。

操作方法：患者取俯卧位，充分暴露肩部，在肩关节周围涂适量润滑油，拔罐，然后在疼痛范围内行走罐，至皮肤出现瘀血为止。根据患者的体形选择大小适宜、罐口光滑的玻璃火罐，以闪火法使之吸附于背部皮肤，注意罐内负压要适中，负压过大则火罐移动困难，过小则易于脱落。

艾灸

※ 温和灸

取穴：肩髃、肩髎、肩贞、臂臑、阿是穴、阳陵泉。

操作方法：患者取合适的体位。施术者立于患者身侧，将艾条的一端点燃，对准应灸的腧穴部位，距离皮肤2～3厘米，进行熏烤，使患者局部有温热感而无灼痛为宜，每穴灸15～20分钟，灸至以患者感觉舒适、局部皮肤潮红为度，每日灸1～2次。

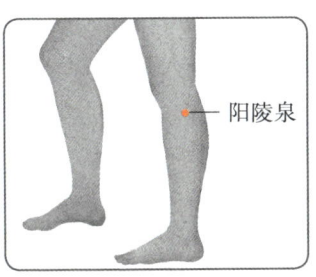

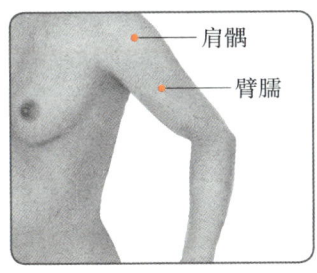

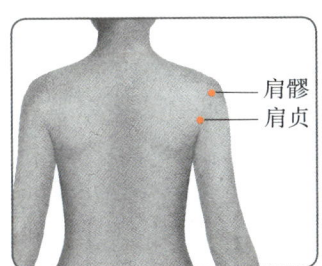

腰椎间盘突出症

腰椎间盘突出症是指腰椎间盘及腰椎骨退行性变而压迫其周围的神经、血管及其他组织引起一系列症状的综合征。现代医学认为腰椎间盘突出症是由于腰椎间盘退变，腰椎间发生失稳，腰椎内外应力失衡，在某种可诱发椎间隙压力突然增高的因素作用下，导致纤维环膨出或髓核穿过已变性、薄化的纤维环进入椎管前方或髓核穿过椎板侵入椎体边缘，使神经根、硬膜囊受压或髓核破裂对相邻组织产生化学刺激，使周围组织炎性水肿而产生腰痛、下肢痛或膀胱、直肠功能障碍的一系列临床症状。

刮痧

取穴：肾俞、大肠俞、关元俞、环跳、风市、阳陵泉、承扶、殷门、委中、承山。

操作方法：患者取合适的体位，找准穴位后，进行常规消毒，然后在所选穴位上均匀地涂抹刮痧油或润肤乳。操作时，施术者一手持刮痧板，一手扶着患者。用刮板棱角刮拭，先刮肾俞、大肠俞和关元俞，再自上而下刮环跳、承扶、殷门、风市、阳陵泉、委中、承山。

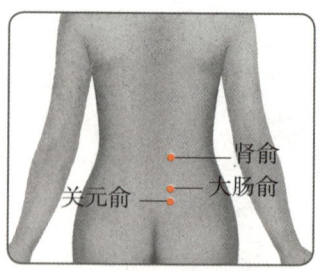
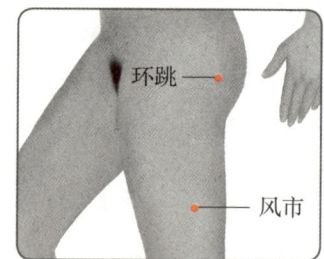

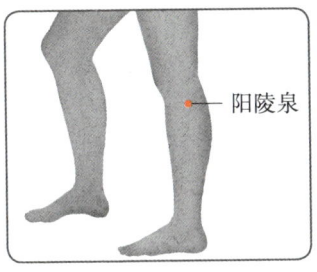
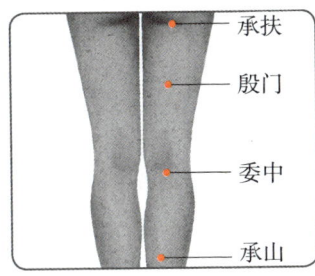

拔罐

※ 留罐法

取穴：肾俞、大肠俞、委中、阳陵泉、昆仑。

操作方法：患者取合适的体位，找准穴位，并进行常规消毒，选择大小适宜的火罐。一手持夹着酒精棉的镊子，一手持罐，将酒精棉点燃后伸入罐内旋转片刻，

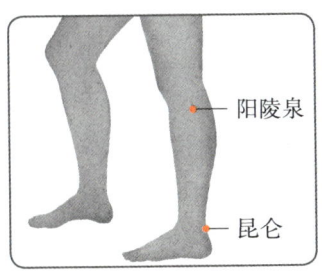

迅速将棉球抽出，即刻将罐拔于穴位上。根据所拔罐的负压大小及患者的皮肤情况留罐10～15分钟。每日或隔日1次。

※ 走罐法

取穴：腰椎夹脊、阿是穴。

操作方法：患者取俯卧位，充分暴露腰部，用适量凡士林均匀涂于腰部皮肤。当罐吸紧后，从上向下移动罐约2厘米，即将罐向上提到一定程度火罐倾斜走气即取下，再由下向上照前法操作。根据患者的体形选择大小适宜、罐口光滑

的玻璃火罐，以闪火法使之吸附于背部皮肤，注意罐内负压要适中，负压过大则火罐移动困难，过小则易于脱落。

艾灸

※ 回旋灸

取穴：阿是穴、肾俞、大肠俞、腰阳关、腰眼。

操作方法：点燃艾条，悬于施灸部位上方约3厘米高处。艾条在施灸部位上左右往返移动，或反复旋转进行灸治。使皮肤有温热感而不至于灼痛。一般每穴灸10～15分钟，移动范围在3厘米左右。

※ 温针灸

取穴：阿是穴、肾俞、大肠俞、腰阳关、腰眼、委中。

操作方法：将针刺入腧穴得气后并给予适当补泻手法而留针时，将纯净细软的艾绒捏在针尾上，或用长1～2厘米的艾条，插在针柄上，点燃施灸。待艾绒或艾条烧完后除去灰烬，将针取出。

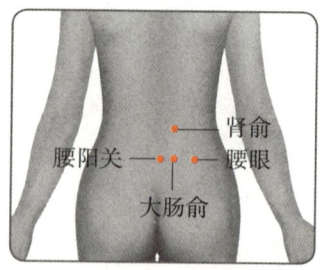

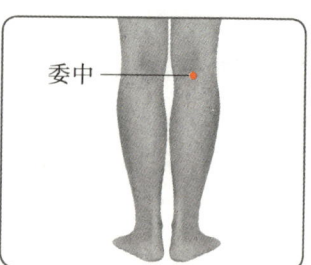

急性腰扭伤

急性腰扭伤又称为"闪腰",是指腰部的肌肉、筋膜、韧带、椎间小关节、腰骶关节或骶髂关节因过度扭曲或牵拉超过腰部正常活动范围所致的急性损伤。多见于青壮年,发病多由于肢体超限度负重,姿势不正确,动作不协调,突然失足,猛烈提物,活动时没有准备,活动范围过大等。本病在中医学中属于"腰痛"范畴。

刮痧

取穴:阿是穴、华佗夹脊、肾俞、志室、腰眼、委中。

操作方法:患者取俯卧位。施术者找准穴位后,进行常规消毒,然后在所选穴位上均匀地涂抹刮痧油或润肤乳。操作时,施术者一手持刮痧板,一手扶患者。用刮板棱角刮拭,先刮扭伤局部的阿是穴(腰背部压痛点)和华佗夹脊穴,再刮肾俞、志室和腰眼,最后刮下肢部的委中。

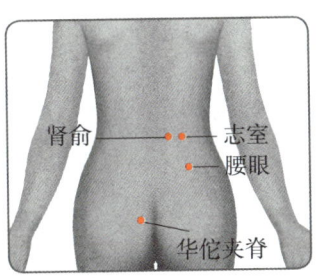 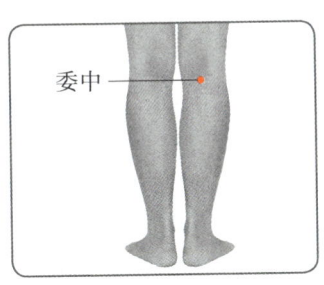

拔罐

※ **留罐法**

取穴:阿是穴、大肠俞。

操作方法：施术者找准穴位，并进行常规消毒，选择大小适宜的火罐。一手持夹着酒精棉的镊子，一手持罐，将酒精棉点燃后伸入罐内旋转片刻，迅速将棉球抽出，即刻将罐拔于穴位上。根据所拔罐的负压大小及患者的皮肤情况留罐10～15分钟。每日或隔日1次。

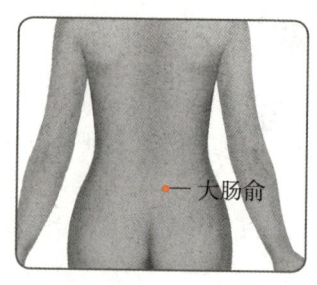

艾灸

※ 温和灸

取穴：阿是穴、肾俞、大肠俞、腰阳关。

操作方法：患者取仰卧位。施术者立于患者身侧，将艾条的一端点燃，对准应灸的腧穴部位，距离皮肤2～3厘米，进行熏烤，使患者局部有温热感而无灼痛为宜，每穴灸15～20分钟，灸至患者感觉舒适、局部皮肤潮红为度，每日灸1～2次。

※ 回旋灸

取穴：阿是穴、肾俞、大肠俞、腰阳关、腰眼。

操作方法：点燃艾条，悬于施灸部位上方约3厘米高处。艾条在施灸部位上左右往返移动，或反复旋转进行灸治。使皮肤有温热感而不至于灼痛。一般每穴灸10～15分钟，移动范围在3厘米左右。

踝关节扭伤

踝关节是负重较大的关节，踝关节扭伤是关节扭伤中最常见的。关节扭伤是指在外力作用下，关节骤然向一侧活动而超过其正常活动度时，引起关节周围软组织如关节囊、韧带、肌腱等发生撕裂伤。踝关节扭伤临床上以外踝部韧带损伤多见，急性扭伤会立即出现疼痛、肿胀、活动受限等症状。

刮痧

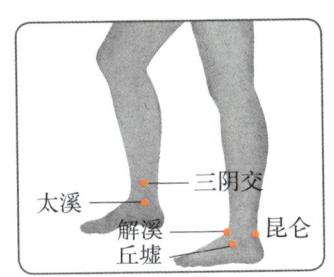

取穴：三阴交、太溪、解溪、昆仑、丘墟、阿是穴（痛点）。

操作方法：患者取合适的体位，找准穴位后，进行常规消毒，然后在所选穴位上均匀地涂抹刮痧油或润肤乳。操作时，施术者一手持刮痧板，一手扶着患者。用刮板棱角刮拭，先刮三阴交、太溪，再点揉解溪、昆仑、丘墟和阿是穴（痛点）。

艾灸

※ 温和灸

取穴：阿是穴、解溪。

操作方法：患者取合适的体位。施术者立于患者身侧，将艾条的一端点燃，对准应灸的腧穴部位，距离皮肤2～3厘米，进行熏烤，使患者局部有温热感而无灼痛为宜，每穴灸15～20分钟，灸至以患者感觉舒适为宜，每日灸1～2次。

※ 回旋灸

取穴：合谷、阿是穴、丘墟、解溪。

操作方法：点燃艾条，悬于施灸部位上方约3厘米高处。艾条在施灸部位上左右往返移动，或反复旋转进行灸治。使皮肤有温热感而不至于灼痛。一般每穴灸10～15分钟，移动范围在3厘米左右。

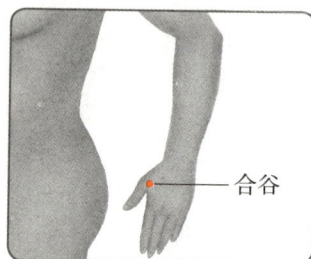

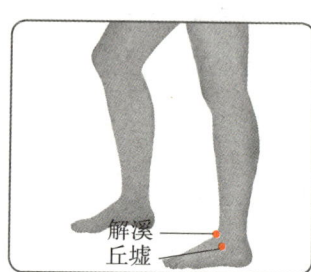

小贴士

一旦发生踝关节扭伤，应该抬高及固定损伤部位，使用冰袋或冷敷法，以减轻肿胀和疼痛，查看关节是否有骨折脱位或韧带撕裂断裂的情况。在没有冰块的情况下，可以买些冰棍雪糕，砸碎后敷于伤处。如扭伤严重，应该尽快去看专业医师，必要时应该拍摄X光片。

坐骨神经痛

坐骨神经痛是指沿坐骨神经分布区域的疼痛。症状主要表现为腰臀部、大腿后侧、小腿后外侧及足背外侧的疼痛，是多种疾病引发的一种症状。发病初期可单纯表现为腰痛，也可腰腿疼痛并见。

刮痧

取穴：阿是穴、命门、腰俞、肾俞、白环俞、环跳、风市、阳陵泉、委中、承山。

操作方法：操作时，施术者一手持刮痧板，一手扶患者。用刮板棱角刮拭，先刮背部阿是穴，再刮命门、腰俞、肾俞、白环俞，最后自上而下刮环跳、风市、阳陵泉、委中、承山。

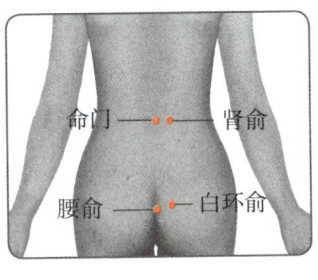
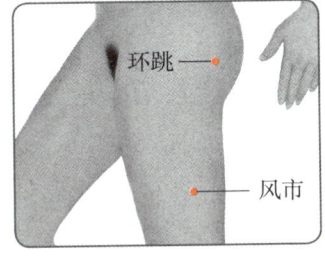
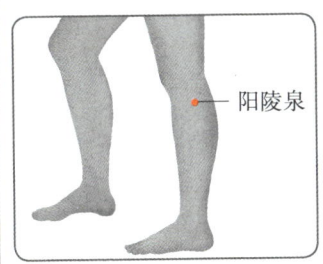
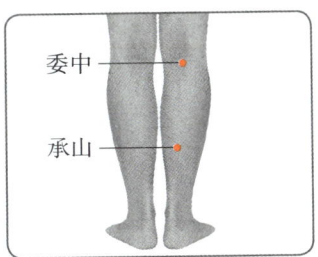

拔罐

※ 留罐法

取穴：肾俞、大肠俞、次髎、环跳、承扶、殷门、委中、阳陵泉、志室。

操作方法：患者取合适的体位。施术者找准穴位，并进行常规消毒，选择大小适宜的火罐。一手持夹着酒精棉的镊子，一手持罐，将酒精棉点燃后伸入罐内旋转片刻，迅速将棉球抽出，即刻将罐拔于穴位上。根据所拔罐的负压大小及患者的皮肤情况留罐15分钟。每日或隔日1次。

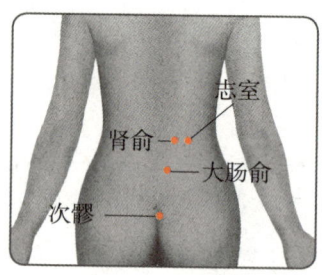
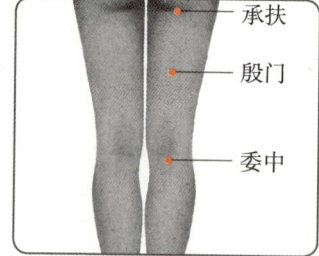

※ 走罐法

取穴：腰夹脊、环跳、承扶。

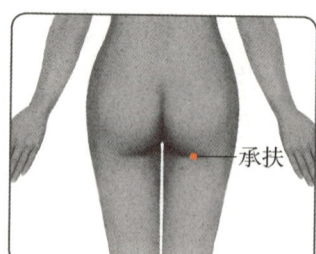
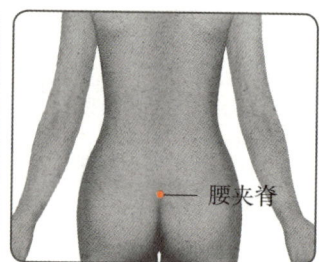

操作方法：患者取侧卧位，充分暴露腰腿部。施术者用适量凡士林均匀涂于腰腿部皮肤。根据患者的体形选择大小适宜、罐口光滑的玻璃火罐，以闪火法使之吸附于背部皮肤，注意罐内负压要适中，负压过大则火罐移动困难，过小则易于脱落。沿着腰夹脊穴及环跳至承扶一线来回操作。以局部皮肤发红或出痧为度。

艾灸

※ 温盒灸

取穴：阿是穴。

操作方法：施灸时，把温灸盒安放于应灸部位的中央，点燃艾卷后，置铁纱上，盖上盒盖，放置穴位或患处。每次可灸15～30分钟。此法适用于较大面积的灸治，尤其适于腰、背、臀、腹部等处。

※ 隔姜灸

取穴：阿是穴、命门、腰俞、肾俞。

操作方法：将鲜生姜切成厚约0.3厘米的生姜片，用针扎孔数个，置施灸穴位上，用大、中艾炷点燃放在姜片中心施灸。若患者有灼痛感可将姜片提起，使之离开皮肤片刻，旋即放下，再行灸治，反复进行，以局部皮肤潮红湿润为度。

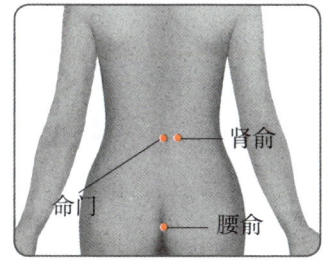

三叉神经痛

三叉神经痛是指发生在面部一侧或双侧三叉神经分布范围内的阵发性、短暂、闪电样、刀割样疼痛，常人难以忍受，发病率高，多在40岁以后起病，女性多于男性。三叉神经痛，又称痛性抽搐，在临床上通常将三叉神经痛分为原发性和继发性两种。原发性三叉神经痛尚未能发现病因，继发性三叉神经痛，常继发于局部感染、外伤、三叉神经所通过的骨孔狭窄、肿瘤、血管畸形、血液循环障碍等。本病属中医学"面痛"范畴。

刮痧

取穴：第一支痛：阳白、太阳、攒竹；第二支痛：下关、四白、颧髎、迎香；第三支痛：地仓、颊车、承浆、翳风。

操作方法：根据病变分支的不同选择穴位。患者取合适的体位，找准穴位后，进行常规消毒，然后在所选穴位上均匀地涂抹刮痧油或润肤乳。操作时，施术者一手持刮痧板，一手扶着患者。用刮板棱角刮拭选择的穴位，头面部以皮肤发红发热为度，切忌用力过度。

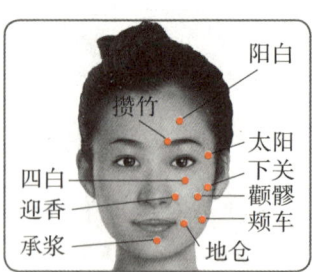
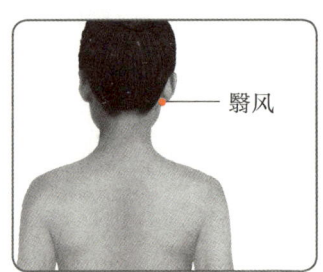

拔罐

※ 刺络拔罐法

取穴：第一支痛：阳白、太阳、攒竹；第二支痛：下关、四白、颧髎；第三支痛：地仓、颊车。

操作方法：根据病变分支的不同选择穴位。患者取仰卧位，将所选穴位进行常规消毒，用三棱针点刺每穴3～5下，攒竹挤血2滴，余穴拔罐。在负压的作用下，拔出少许血液，起罐后擦净皮肤上的血迹，每日1次。

艾灸

※ 雀啄灸

取穴：合谷、内庭、太冲。

操作方法：置点燃的艾条于穴位上约3厘米高处，艾条一起一落，忽近忽远上下移动，如鸟雀啄食样。一般每穴灸5分钟。此法热感较强，注意防止烧伤皮肤。

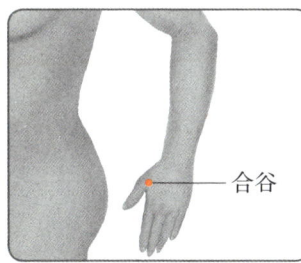

合谷

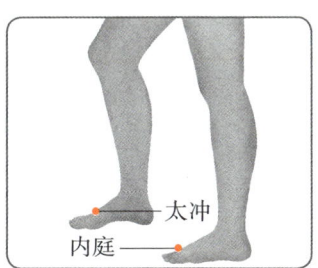

太冲
内庭

中风后遗症

中风即脑血管意外，本病起病急，病死和病残率高，可分为脑溢血和脑梗死两种。中风后遗症的主要症状有"三偏"，即偏瘫（一侧肢体活动障碍），偏身感觉障碍（一侧感觉障碍，没有感觉或感觉麻痹），偏盲（一侧视力障碍，只能看到一侧的物体），以及出现言语障碍、吞咽障碍、认知障碍、日常活动能力障碍、大小便障碍等症状。

刮痧

取穴：百会至风府、大椎至至阳、肩髃、曲池至手三里、外关、合谷、环跳、阳陵泉、足三里、绝骨、解溪。

操作方法：患者取合适的体位，找准穴位后，进行常规消毒，然后在所选穴位上均匀地涂抹刮痧油或润肤乳。操作时，施术者一手持刮痧板，一手扶着患者。用刮板棱角刮拭，先刮百会至风府，大椎至至阳，再刮肩髃、曲池至

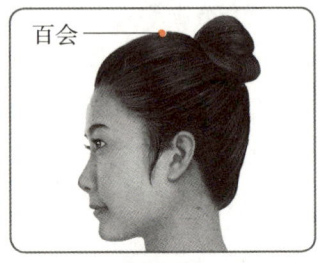
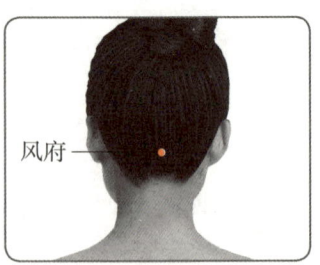
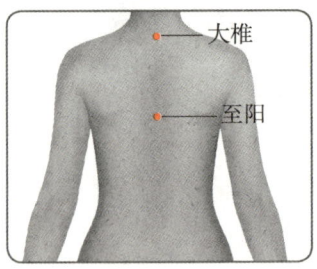

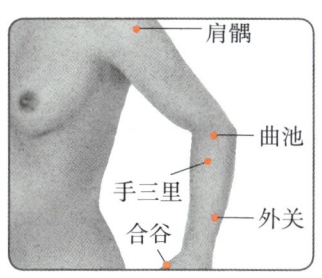
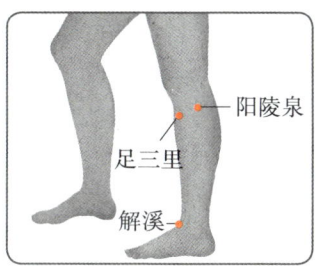

手三里、外关、合谷,最后刮环跳、阳陵泉、足三里、绝骨、解溪。

拔罐

※ 留罐法

取穴:患侧上肢:肩髃、肩髎、肩贞、臂臑;患侧下肢:环跳、居髎、承扶、风市、委中、承山、足三里。

操作方法:患者取合适的体位,找准穴位,并进行常规消毒,选择大小适宜的火罐。一手持夹着酒精棉的

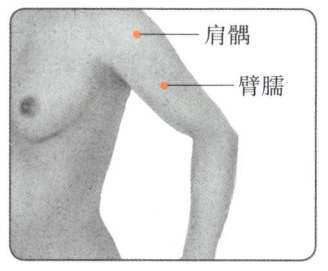
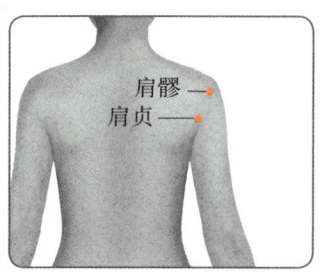
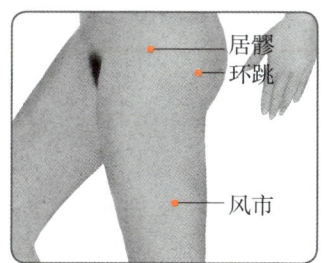

镊子，一手持罐，将酒精棉点燃后伸入罐内旋转片刻，迅速将棉球抽出，即刻将罐拔于穴位上。根据所拔罐的负压大小及患者的皮肤情况留罐10～15分钟。每日或隔日1次。

艾灸

※ 温和灸

取穴：肩髃、曲池、手三里、外关、合谷、环跳、阳陵泉、足三里、悬钟、解溪、太冲。

操作方法：患者取合适的体位。施术者立于患者身侧，将艾条的一端点燃，对准应灸的腧穴部位，距离皮肤2～3厘米，进行施灸，使患者局部有温热感而无灼痛为宜，每穴灸15～20分钟，灸至以患者感觉舒适为宜，每日灸1～2次。

※ 雀啄灸

取穴：肩髃、曲池、手三里、外关、合谷、环跳、阳陵泉、足三里、悬钟、解溪、太冲。

操作方法：置点燃的艾条于穴位上约3厘米高处，艾条一起一落，忽近忽远上下移动，如鸟雀啄食样。一般每穴灸10分钟。此法热感较强，注意防止烧伤皮肤。

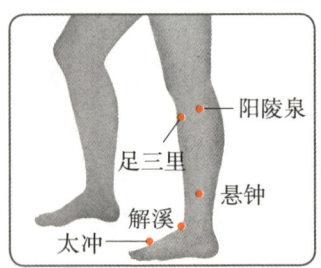

老年痴呆症

老年痴呆症即阿尔茨海默病，是老年人最常见的神经变性疾病。指老年老化程度超过生理性老化，或过早老化，致使脑功能障碍，引起获得性、持续性智能障碍。目前尚无特效药物治疗老年痴呆症。老年痴呆症发病通常很隐匿，不为人们所注意，因此，正确认识老年痴呆症早期症状，能使患者得到及时治疗。

刮痧

取穴：四神聪、神庭、肾俞、间使、神门。

操作方法：患者取合适的体位，找准穴位后，进行常规消毒，然后在所选穴位上均匀地涂抹刮痧油或润肤乳。操作时，施术者一手持刮痧板，一手扶着患者。用刮板棱角刮拭，先刮头部的四神聪、神庭，以皮肤发红为度，再刮背部的肾俞，最后刮四肢部的间使和神门。背部和四肢部以出痧为度，刮拭时注意用力要轻柔。

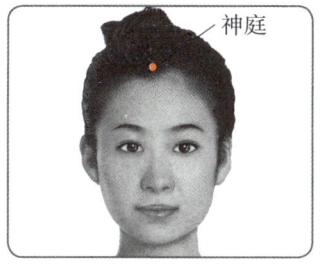

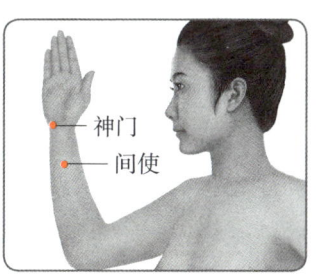

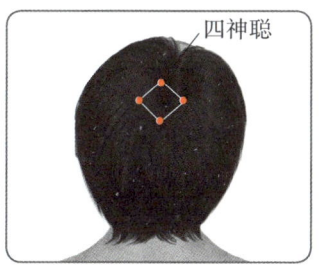

拔罐

※ 留罐法

取穴：肝俞、脾俞、肾俞、关元。

操作方法：患者取合适的体位，找准穴位，并进行常规消毒，选择大小适宜的火罐。一手持夹着酒精棉的镊子，一手持罐，将酒精棉点燃后伸入罐内旋转片刻，迅速将棉球抽出，即刻将罐拔于穴位上。根据所拔罐的负压大小及患者的皮肤情况留罐10～15分钟。每日或隔日1次。

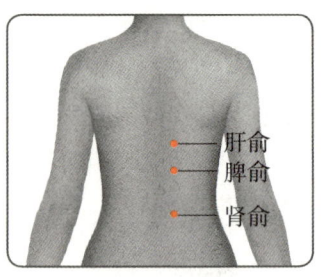
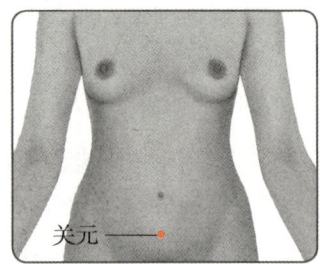

※ 走罐法

取穴：背部督脉循行线和膀胱经第一侧线。

操作方法：患者取俯卧位，充分暴露背部，用适量凡士林均匀涂于背部皮肤。根据患者的体形选择大小适宜、罐口光滑的玻璃火罐，以闪火法使之吸附于背部皮肤，注意罐内负压要适中，负压过大则火罐移动困难，过小则易于脱落。至皮肤微红起痧为度。

※ 针罐法

取穴：四神聪、神门、肝俞、肾俞。

操作方法：施术者将毫针快速刺入皮下，轻捻缓进，待患者感到局部酸、沉、胀，术者感到针下沉紧，如鱼吞钓饵，然后留针拔罐；10分钟起罐取针，再行套罐5分钟。

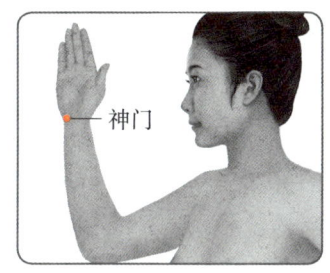
神门

艾灸

※ 温和灸

取穴：百会、内关、心俞、关元、悬钟。

操作方法：患者取合适的体位。术者立于患者身侧，将艾条的一端点燃，对准应灸的腧穴部位，距离皮肤2～3厘米，进行施灸，使患者局部有温热感而无灼痛为宜，每穴灸15～20分钟，灸至以患者感觉舒适、局部皮肤潮红为度，每日灸1～2次。

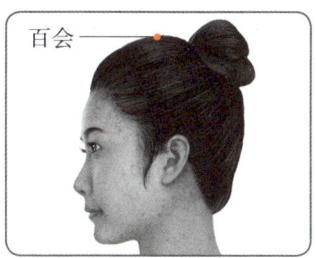
百会

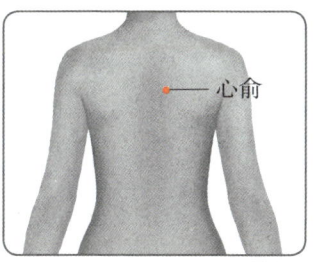
心俞

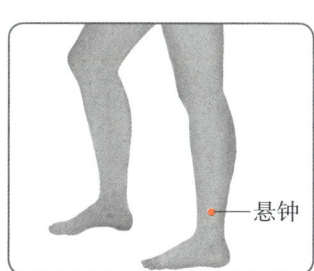
悬钟

痛经

痛经是指妇女在月经期间或行经前后，出现下腹部及腰部疼痛，甚则剧痛难忍，随着月经周期持续发作的病症。其又有原发和继发之分。原发性痛经又叫功能性痛经，多见于未婚妇女，一般于来潮前数小时开始疼痛，月经开始时疼痛加重，历时数小时，有时可达数天。继发性痛经多见于已婚妇女，具有原发痛经的症状且伴有原发性疾病的病史及症状。本病在中医学中属于"经行腹痛"范畴。

刮痧

取穴：命门至腰俞、关元至中极、地机、三阴交、太冲。

操作方法：患者取合适的体位。施术者找准穴位后，进行常规消毒，然后在所选穴位上均匀地涂抹刮痧油或润肤乳。操作时，施术者一手持刮痧板，一手扶患者。

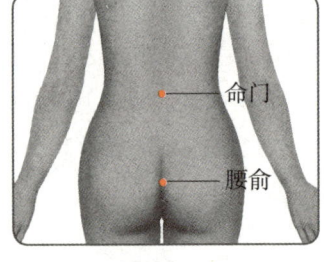

命门
腰俞

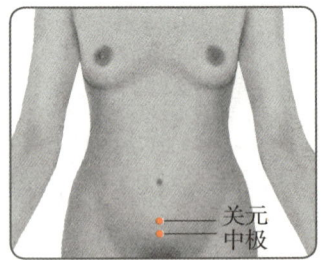

关元
中极

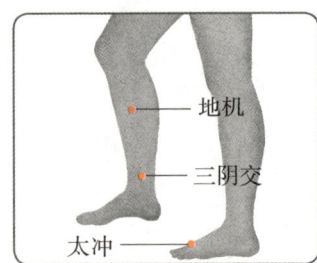

地机
三阴交
太冲

用刮板棱角刮拭,先刮命门至腰俞,再刮关元至中极,最后刮地机、三阴交、太冲。

拔罐

※ 刺络拔罐法

取穴:气海、关元、中极、归来。

操作方法:患者取仰卧位,将所选穴位进行常规消毒,施术者用三棱针点刺每穴3~5下,点刺范围应小于瓶口,深度以刺破表皮、略见血水样渗出物为度,顺皮纹或直刺,针刺间距离约1个米粒,点刺部位应避开血管。然后加压拔罐,在负压的作用下,拔出少许血液,一般每穴出血1~3滴为宜。起罐后擦净皮肤上的血迹,每日1次。

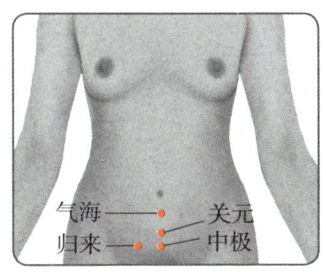

艾灸

※ 温和灸

取穴:关元、气海、三阴交。

操作方法:患者取仰卧位。施术者立于患者身侧,将艾条的一端点燃,对准应灸的腧穴部位,距离皮肤2~3厘米,进行施灸,使患者局部有温热感而无灼痛为宜。每穴灸15~20分钟,灸至患者感觉舒适、局部皮肤潮红为度,每日灸1~2次。

※ 回旋灸

取穴：关元、中极、三阴交。

操作方法：点燃艾条，悬于施灸部位上方约3厘米高处。艾条在施灸部位上左右往返移动，或反复旋转进行灸治。一般每穴灸10～15分钟，移动范围在3厘米左右。

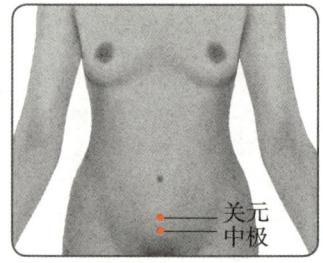
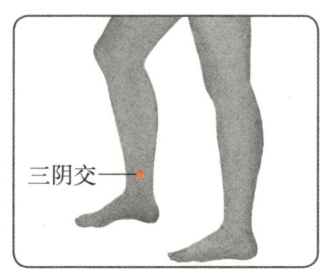

※ 隔姜灸

取穴：肾俞、关元、地机、三阴交。

操作方法：将鲜生姜切成厚约0.3厘米的生姜片，用针扎孔数个，置施灸穴位上，用大、中艾炷点燃放在姜片中心施灸。若患者有灼痛感可将姜片提起，使之离开皮肤片刻，旋即放下，再行灸治，反复进行。一般各穴每次施灸5～7壮，每日灸1～2次。

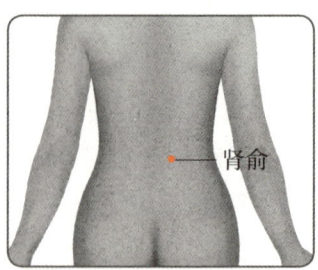
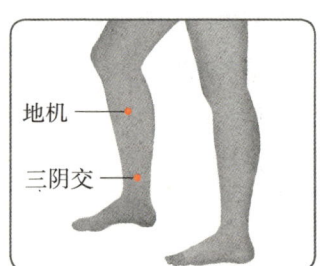

闭经

女性如果超过18岁还没有来月经，或有过正常月经，但停经3个月以上，称为闭经。前者称原发性闭经，后者称继发性闭经。有些少女初潮距第二次月经间隔几个月，或一两年内月经都不规律，两次月经间隔时间比较长，都不能算闭经。这是因为她们的生殖器官还没有发育成熟、卵巢的功能还不完善，属于正常的生理现象。

刮痧

取穴：气海至关元、脾俞、次髎、血海、三阴交、太冲。

操作方法：患者取合适的体位。施术者找准穴位后，进行常规消毒，然后在所选穴位上均匀地涂抹刮痧油或润肤乳。操作时，施术者一手持刮痧板，一手扶患者。用刮板棱角刮拭，先刮腹部的气海至关元，再刮背部脾俞、次髎，最后刮下肢部的血海、三阴交、太冲。

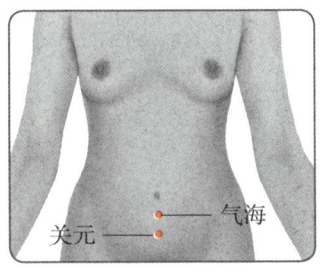

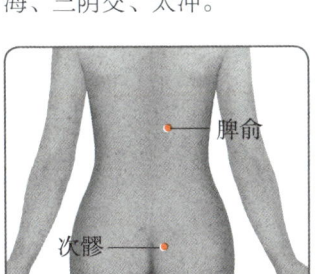

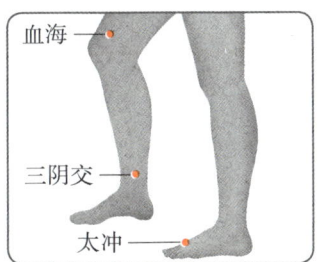

拔罐

※ 留罐法

取穴：脾俞、肾俞、命门、中脘、关元、气海、血海、足三里、三阴交、地机、涌泉。

操作方法：患者取合适的体位。施术者找准穴位，并进行常规消毒，选择大小适宜的火罐。一手持夹着酒精棉的镊子，一手持罐，将酒精棉点燃后伸入罐内旋转片刻，迅速将棉球抽出，即刻将罐拔于穴位上。根据所拨罐的负压大小及患者的皮肤情况留罐10～15分钟。每日或隔日1次，每次选择4～6个穴位。

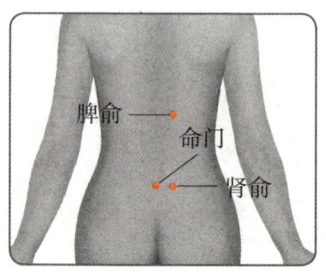

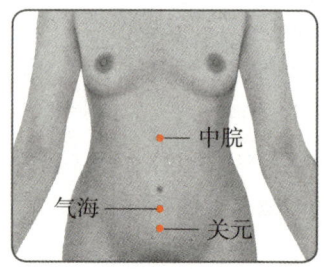

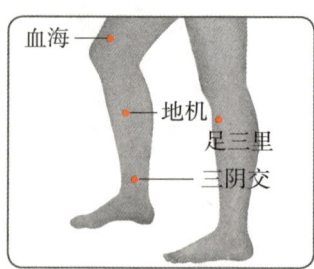

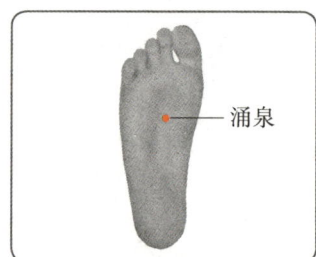

※ 针罐法

取穴：脾俞、肾俞、命门、中脘、关元、气海、血海、足三里、三阴交、地机。

操作方法：施术者将毫针快速刺入皮下，轻捻缓进，待患者感到局部酸、沉、胀，施术者感到针下沉紧，如鱼吞钓饵时，留针拔罐；10分钟起罐，再留针15分钟，每次选择4～6个穴位。

艾灸

※ 回旋灸

取穴：关元、气海、三阴交。

操作方法：点燃艾条，悬于施灸部位上方约3厘米高处。艾条在施灸部位上左右往返移动，或反复旋转进行灸治。一般每穴灸10～15分钟，移动范围在3厘米左右。

※ 雀啄灸

取穴：膈俞、脾俞、肾俞、血海、三阴交。

操作方法：置点燃的艾条于穴位上方约3厘米高处，艾条一起一落、忽近忽远上下移动，如鸟雀啄食样。一般每穴灸5分钟。此法热感较强，注意防止烧伤皮肤。

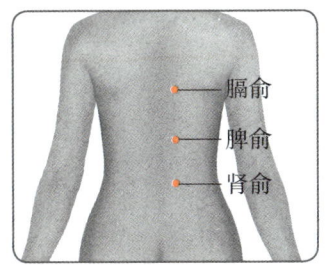

乳腺增生症

乳腺增生既非炎症又非肿瘤，是单纯性乳腺增生、乳腺腺病、乳腺囊性增生病的总称，属于腺组织的一种良性增生性疾病，主要表现为乳腺腺体数量的增多，临床可见乳房肿块、乳房疼痛伴随月经失调或情志改变，少数患者还可出现乳头自发性溢液。

刮痧

取穴：肝俞、脾俞、肾俞、膻中、合谷、足三里、三阴交、太溪、太冲。

操作方法：患者取合适的体位。施术者找准穴位后，进行常规消毒，然后在所选穴位上均匀地涂抹刮痧油或润

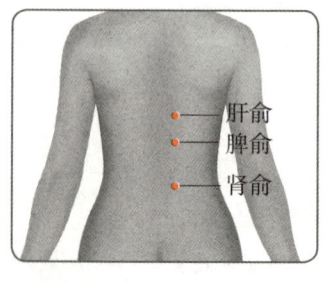
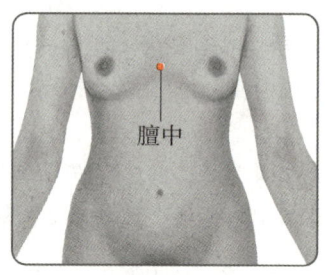
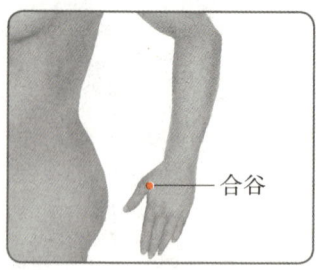
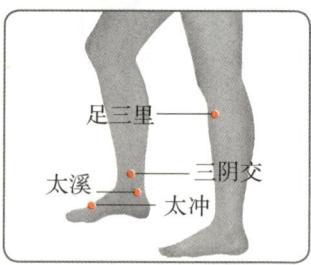

肤乳。操作时，施术者一手持刮痧板，一手扶患者。用刮板棱角刮拭，先刮背部的肝俞、脾俞、肾俞，再刮胸部膻中，然后刮手部合谷，最后刮下肢的足三里、三阴交、太溪、太冲。

拔罐

※ 走罐法

取穴：肝俞、脾俞、肾俞。

操作方法：患者取俯卧位，暴露背部。施术者用凡士林涂于背部。根据患者的体形选择大小适宜、罐口光滑的玻璃火罐，以闪火法使之吸附于背部肝俞，注意罐内负压要适中，负压过大则火罐移动困难，过小则易于脱落。从肝俞向下推移至肾俞，来回走罐至皮肤潮红为度，再在肝俞、脾俞、肾俞各留罐5分钟，每日或隔日1次。

※ 针罐法

取穴：肝俞、脾俞、肾俞、膻中、合谷、足三里、三阴交、太溪、太冲。

操作方法：施术者将毫针快速刺入皮下，轻捻缓进，待患者感到局部酸、沉、胀，施术者感到针下沉紧，如鱼吞钓饵时，留针拔罐；10分钟起罐取针，再行套罐5分钟。

艾灸

※ 温和灸

取穴：膻中。

操作方法：患者取仰卧位。施术者立于患者身侧，将艾条的一端点燃，对准应灸的腧穴部位，距离皮肤2~3厘米，进行熏烤，使患者局部有温热感而无灼痛为宜。每穴灸15~20分钟，灸至患者感觉舒适、局部皮肤潮红为度，每日灸1~2次。

※ 隔姜灸

取穴：肝俞、脾俞、肾俞、膻中、合谷、足三里、三阴交、太溪、太冲。

操作方法：将鲜生姜切成厚约0.3厘米的生姜片，用针扎孔数个，置施灸穴位上，用大、中艾炷点燃放在姜片中心施灸。如果患者有灼痛感可将姜片提起，使之离开皮肤片刻，旋即放下，再行灸治，反复进行，以局部皮肤潮红湿润为度。

小贴士

在治疗过程中，乳腺增生患者须严格遵守饮食宜忌，如服中药期间应忌食生冷、油腻、腥发、辛辣等食物。日常生活中，乳腺增生症患者应少吃油炸类食品、动物脂肪、甜食及进补食品，要多吃蔬菜、水果类以及粗粮，多吃核桃、黑芝麻、黑木耳、蘑菇。

产后缺乳

妇女产后乳汁分泌量少或全无，不能满足喂哺婴儿的需要，称为产后缺乳。乳汁的分泌与乳母的精神、情绪、营养状况、休息和劳动都有关系。乳汁过少可能是由乳腺发育较差，产后出血过多或情绪欠佳等因素引起，感染、腹泻、便溏等也可使乳汁缺少，或因乳汁不能畅流所致。本病在中医学中属于"缺乳""乳汁不行"范畴。

刮痧

取穴：膈俞至胃俞、足三里、太冲、少泽、膻中、期门、中脘。

操作方法：患者取合适的体位。施术者找准穴位后，进行常规消毒，然后在所选穴位上均匀地涂抹刮痧油或润肤

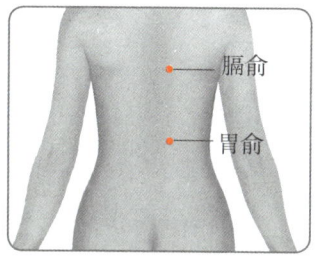

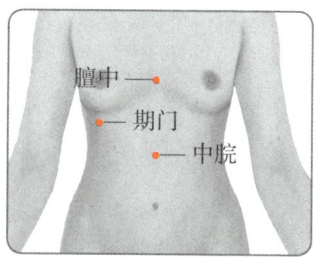

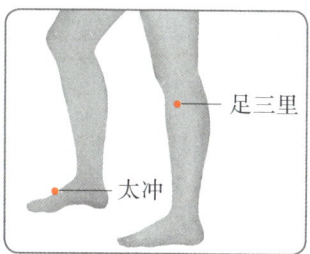

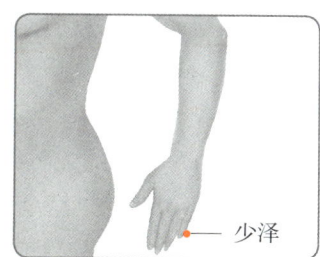

乳。操作时，施术者一手持刮痧板，一手扶患者。用刮板棱角刮拭，先刮背部的膈俞至胃俞，再刮足三里、太冲、少泽，最后刮膻中、期门和中脘。注意胸部操作时，切忌用力过度损伤皮肤。

拔罐

※ 留罐并摇罐法

取穴：膻中、乳中、乳根、肝俞、脾俞、关元、足三里。

操作方法：患者取合适的体位。施术者找准穴位，并进行常规消毒，选择大小适宜的火罐。一手持夹着酒精棉的镊子，一手持罐，将酒精棉点燃后伸入罐内旋转片刻，迅速将棉球抽出，即刻将罐拔于穴位上。以上诸穴拔罐10～15分钟。膻中、乳中、乳根在留罐期间用力摇罐数次。

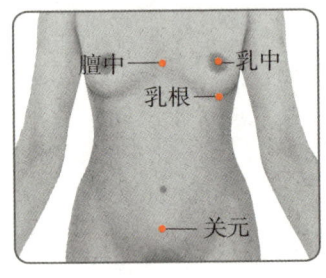
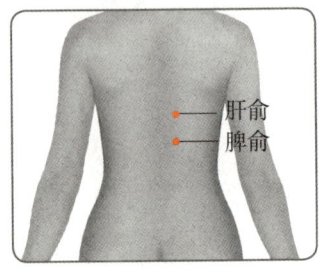

※ 刺络拔罐法

取穴：天宗、肩井、乳根、膻中。

操作方法：患者取合适的体位。施术者将所选穴位进行常规消毒，用三棱针点刺每穴3～5下，各穴拔罐。在负压的作用下,拔出少许血液,一般每穴出血8~10滴为宜。起罐后擦净皮肤上的血迹,每日或隔日1次,5次为1个疗程。

艾灸

※ 回旋灸

取穴:脾俞、胃俞、足三里、三阴交、少泽。

操作方法:点燃艾条,悬于施灸部位上方约3厘米高处。艾条在施灸部位上左右往返移动,或反复旋转进行灸治,使皮肤有温热感而不至于灼痛。一般每穴灸10~15分钟,移动范围在3厘米左右。

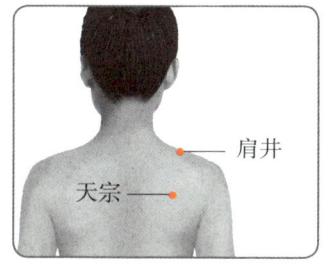

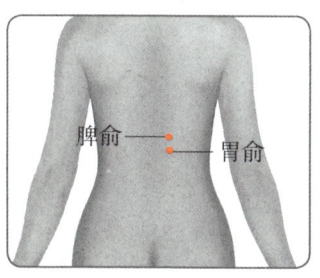

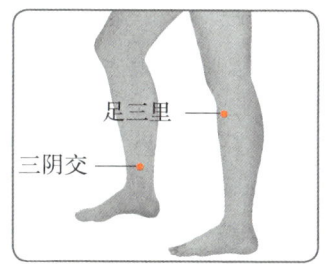

※ 雀啄灸

取穴:膻中、期门、肝俞、太冲。

操作方法:置点燃的艾条于穴位上方约3厘米高处,艾条一起一落、忽近忽远上下移动,如鸟雀啄食样。一般每穴灸5分钟。多用于昏厥急救、胎位不正、无乳等。此法热感较强,注意防止烧伤皮肤。

产后便秘

产后便秘是指产妇产后饮食如常，但大便数日不行或排便时干燥疼痛，难以解出的病症，或称产后大便难，是最常见的产后病之一。

刮痧

取穴：肺俞、大肠俞、中脘、气海、天枢、支沟、血海、三阴交。

操作方法：患者取合适的体位。施术者找准穴位后，进行常规消毒，然后在所选穴位上均匀地涂抹刮痧油或润肤乳。操作时，施术者一手持刮痧板，一手扶患者。用刮板棱角刮拭，先刮肺俞、大肠俞，再刮中脘、气海和天枢，然后刮支沟，最后刮血海和三阴交。

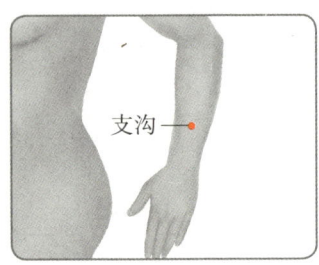
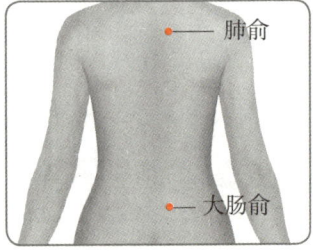
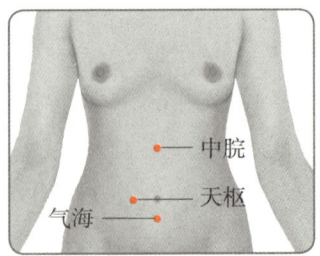
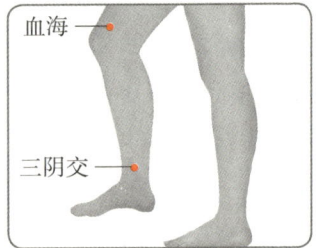

拔罐

※ 刺络拔罐法

取穴：支沟、天枢、中脘、大肠俞、足三里、上巨虚。

操作方法：患者取合适的体位。施术者将所选穴位进行常规消毒，用三棱针点刺穴位至出血，每穴点刺3～5次，然后用闪火法立即将罐拔于所点刺的穴位，留罐10分钟后起罐，每罐出血10滴左右，隔日1次，6次为1疗程。

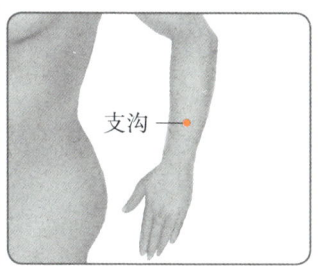
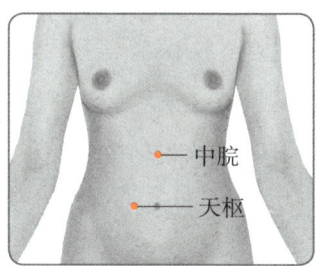
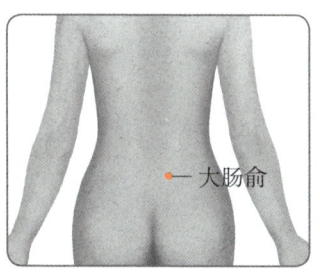
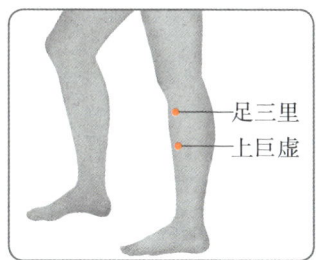

艾灸

※ 隔姜灸

取穴：天枢、气海、足三里。

操作方法：将鲜生姜切成厚约0.3厘米的生姜片，用针扎孔数个，置施灸穴位上，用大、中艾炷点燃放在姜片中心施灸。若患者有灼痛感可将姜片提起，使之离开皮肤片刻，旋即放下，再行灸治，反复进行，以局部皮肤潮红湿润为度。

※ **温针灸**

取穴：中脘、天枢、气海、支沟、足三里。

操作方法：将针刺入腧穴得气并给予适当补泻手法，留针时将纯净细软的艾绒捏在针尾上，或用长1~2厘米的艾条，插在针柄上，点燃施灸。待艾绒或艾条烧完后除去灰烬，将针取出。

小贴士

1.多喝水，多吃新鲜蔬菜、水果，还可以喝点酸奶，有助于胃肠运动。

2.早下地、早活动，既有利恶露的排出，也有助于肠道恢复蠕动，防止尿潴留和便秘。

3.大便困难切忌用力，保持会阴清洁。

产后腹痛

产妇在产褥期发生与分娩或产褥有关的小腹疼痛,称产后腹痛。本病以新产妇多见,一般于产后1~2天出现,3~4天自行消失,少数疼痛剧烈或持续时间较长者需要治疗,一般无畏寒发热等症。本病属中医学"儿枕痛"范畴。

刮痧

取穴:子宫、气海、关元、天枢至归来、膈俞、合谷、三阴交、血海、太冲。

操作方法:患者取合适的体位,找准穴位后,进行常规消毒,然后在所选穴位上均匀地涂抹刮痧油或润肤乳。操

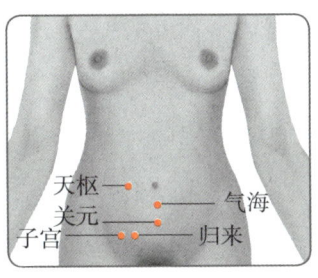

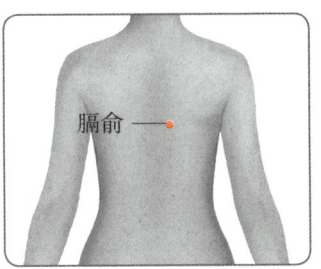

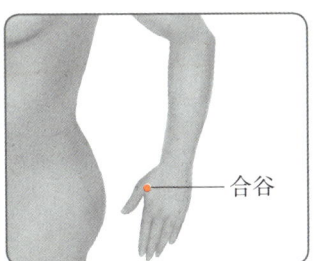

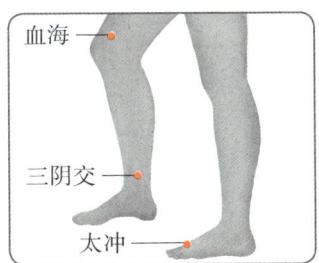

作时，施术者一手持刮痧板，一手扶着患者。用刮板棱角刮拭，先刮子宫、气海、关元、天枢至归来，再刮膈俞、合谷，接着刮血海、三阴交、太冲。

拔罐

※ 留罐法

取穴：中脘、天枢、关元、气海、膈俞。

操作方法：患者取合适的体位，找准穴位，并进行常规消毒，选择大小适宜的火罐。一手持夹着酒精棉的镊子，一手持罐，将酒精棉点燃后伸入罐内旋转片刻，迅速将棉球抽出，即刻将罐拔于穴位上。根据所拔罐的负压大小及患者的皮肤情况留罐10～15分钟。每日或隔日1次。

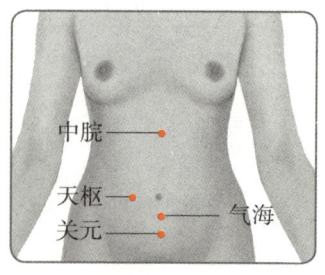
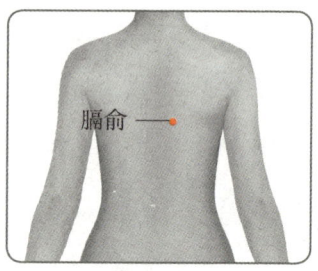

※ 针罐法

取穴：天枢、关元、气海、子宫、三阴交、太冲。

操作方法：施术者将毫针快速刺入皮下，轻捻缓进，待患者感到局部酸、沉、胀，并向下行至少腹。施术者感到针下沉紧，如鱼吞钓饵，然后留针拔罐，10分钟后起罐，再行留针15分钟。

艾灸

※ 温和灸

取穴：关元、归来、气海、三阴交。

操作方法：患者取仰卧位。施术者立于患者身侧，将艾条的一端点燃，对准应灸的腧穴部位，距离皮肤2～3厘米，进行施灸，使患者局部有温热感而无灼痛为宜，每穴灸15～20分钟，灸至以患者感觉舒适、局部皮肤潮红为度，每日灸1～2次。

※ 隔姜灸

取穴：神阙、中极、足三里、三阴交。

操作方法：将鲜生姜切成厚约0.3厘米的生姜片，用针扎孔数个，置施灸穴位上，用大、中艾炷点燃放在姜片中心施灸。若患者有灼痛感可将姜片提起，使之离开皮肤片刻，旋即放下，再行灸治，反复进行，以局部皮肤潮红湿润为度。一般各穴每次施灸15～20分钟，每日灸1～2次。

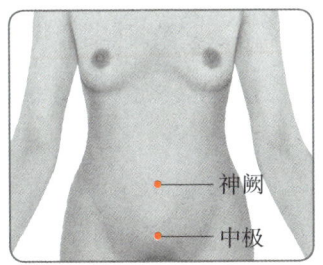

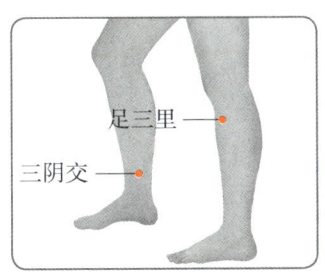

产后尿潴留

产后尿潴留是指妇女产后8小时尚不能正常排尿而使膀胱内潴留大量尿液的病症,是产后常见的并发症之一。临床表现为产后膀胱区有阵发性收缩性疼痛和高度尿意,但不能排尿,下腹中部隆起,膀胱充胀。本病在中医学中属于"癃闭"范畴。

拔罐

※ 留罐法

取穴:水道、中极、三阴交、阴陵泉。

操作方法:患者取合适的体位,找准穴位,并进行常规消毒,选择大小适宜的火罐。一手持夹着酒精棉的镊子,一手持罐,将酒精棉点燃后伸入罐内旋转片刻,迅速将棉球抽出,即刻将罐拔于穴位上。根据所拔罐的负压大小及患者的皮肤情况留罐10~15分钟。每日或隔日1次。

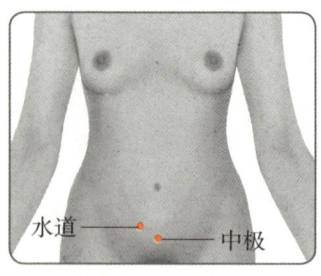
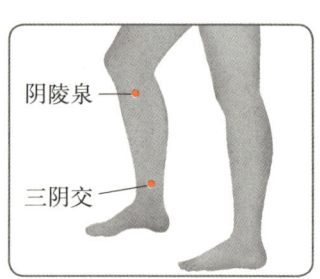

※ 走罐法

取穴:脐正中开始至耻骨联合处。

操作方法:患者取仰卧位,充分暴露腹部,用适量凡士

林均匀涂于腹部皮肤。根据
患者的体形选择大小适宜、
罐口光滑的玻璃火罐,以闪
火法使之吸附于腹部皮肤,
注意罐内负压要适中,负压
过大则火罐移动困难,过小

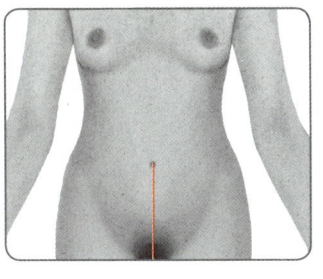

则易于脱落。自脐正中开始至耻骨联合处,沿腹正中线来回
走罐。

艾灸

※ 温和灸

取穴:水道、中极。

操作方法:患者取合适的体位。施术者立于患者身侧,
将艾条的一端点燃,对准应灸的腧穴部位,距离皮肤2~3厘
米,进行熏烤,使患者局部有温热感而无灼痛为宜,每穴灸
15~20分钟,灸至以患者感觉舒适、局部皮肤潮红为度,每
日灸1~2次。

※ 隔姜灸

取穴:中极、三阴交。

操作方法:将鲜生姜切成厚约0.3厘米的生姜片,用针扎
孔数个,置施灸穴位上,用大、中艾炷点燃放在姜片中心施
灸。若患者有灼痛感可将姜片提起,使之离开皮肤片刻,旋
即放下,再行灸治,反复进行,以局部皮肤潮红湿润为度。
一般各穴每次施灸15~20分钟,每日灸1~2次。

女性不孕症

育龄期夫妇同居2年以上，男方生殖功能正常，未采取避孕措施而未能怀孕者，称为不孕症。其中，从未受孕者称原发性不孕症，曾有生育或流产又连续2年以上不孕者，称继发性不孕症。造成不孕的原因包括排卵障碍，以及输卵管、子宫、子宫颈等因素。

刮痧

取穴：气海、关元至中极、肾俞、阴陵泉、足三里、三阴交、太溪。

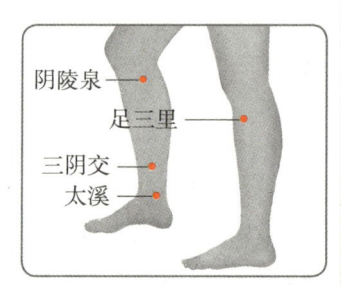

操作方法：患者取合适的体位，找准穴位后，进行常规消毒，然后在所选穴位上均匀地涂抹刮痧油或润肤乳。操作时，施术者一手持刮痧板，一手扶着患者。用刮板棱角刮拭，先刮腹部的气海、关元至中极，再刮背部肾俞，最后刮下肢部的阴陵泉、足三里、三阴交、太溪。

拔罐

※ 留罐法

取穴：气海、关元、中极、肾俞、命门。

操作方法：患者取合适的体位，施术者找准穴位，并进行常规消毒，选择大小适宜的火罐。一手持夹着酒精棉的镊子，一手持罐，将酒精棉点燃后伸入罐内旋转片刻，迅速将棉球抽出，即刻将罐拔于穴位上。根据所拔罐的负压大小及患者的皮肤情况留罐10～15分钟。每日或隔日1次。

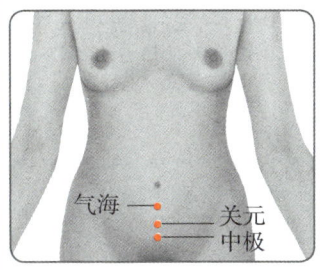
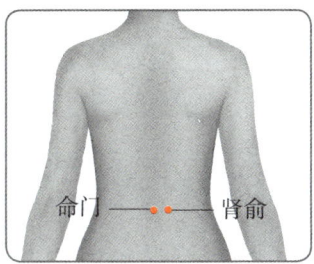

※ 走罐法

取穴：背部督脉及膀胱经第一、第二侧线。

操作方法：患者取俯卧位，充分暴露背部，施术者用适量凡士林均匀涂于背部皮肤。根据患者的体形选择大小适宜、罐口光滑的玻璃火罐，以闪火法使之吸附于背部皮肤，注意罐内负压要适中，负压过大则火罐移动困难，过小则易于脱落。沿背部督脉及膀胱经第一、第二侧线来回操作。

艾灸

※ 回旋灸

取穴：气海、关元、中极。

操作方法：点燃艾条，悬于施灸部位上方约3厘米高处。艾条在施灸部位上左右往返移动，或反复旋转进行灸治。使皮肤有温热感而不至于灼痛。一般每穴灸10～15分钟，移动范围在3厘米左右。

※ 温盒灸

取穴：神阙、气海、关元、三阴交、肾俞、命门、次髎。

操作方法：施灸时，把温灸盒安放于应灸部位的中央，点燃艾卷后，置铁纱上，盖上盒盖，放置穴位或患处。每次可灸15～30分钟。

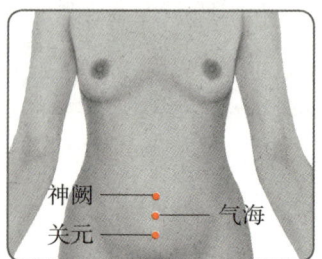
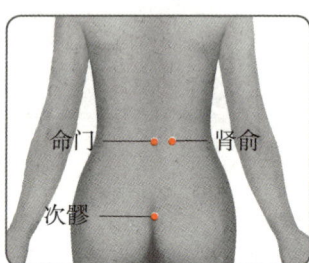

小贴士

1.治疗前必须排除男方或自身的生理因素造成的不孕。要保持精神愉快，劳逸结合，加强营养和锻炼。

2.女性不孕第一次检查的时候，要在月经排干净后5～7天之间，检查前5～7天需要禁欲，严格按照医生约定的时间并牢记自己的月经周期。

更年期综合征

更年期是指妇女从性成熟期逐渐进入老年期（年龄一般在45~52岁之间）的过渡时期，包括绝经前期、绝经期、绝经后期。约有1/3更年期妇女能通过神经内分泌的自我调节达到新的平衡而无自觉症状，2/3妇女则会因卵巢功能衰退甚至消失而引起性激素减少、内分泌失调和自主神经功能紊乱的一系列症状，称为更年期综合征。本病属于中医学中"绝经前后诸证"范畴。

刮痧

取穴：百会、心俞、肾俞、厥阴俞、神门、内关、足三里、丰隆、三阴交。

操作方法：患者取合适的体位。施术者找准穴位后，进

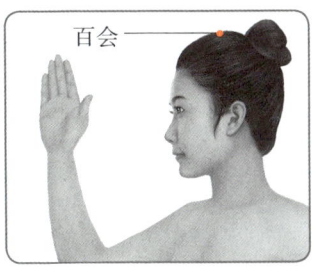

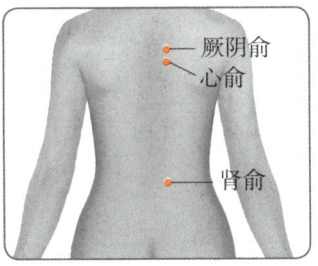

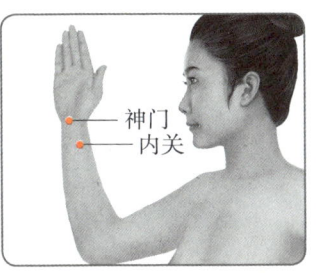

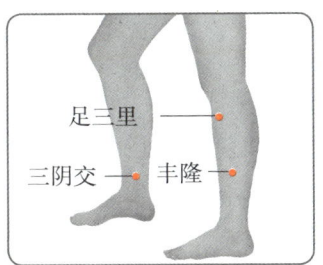

行常规消毒,然后在所选穴位上均匀地涂抹刮痧油或润肤乳。操作时,施术者一手持刮痧板,一手扶患者。用刮板棱角刮拭,先刮头部的百会,再刮背部心俞、肾俞、厥阴俞,然后刮上肢部神门、内关,最后刮下肢部足三里、丰隆、三阴交。

拔罐

※ 留罐法

取穴:心俞、肝俞、脾俞、肾俞、气海俞、三阴交、足三里。

操作方法:患者取合适的体位。施术者找准穴位,并进行常规消毒,选择大小适宜的火罐。一手持夹着酒精棉的镊子,一手持罐,将酒精棉点燃后伸入罐内旋转片刻,迅速将棉球抽出,即刻将罐拔于穴位上。根据所拔罐的负压大小及患者的皮肤情况留罐10~15分钟。每日或隔日1次,两侧穴位每日交替进行。

※ 走罐法

取穴:膀胱经、督脉在背部的腧穴及华佗夹脊穴。

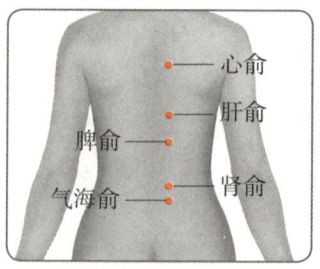
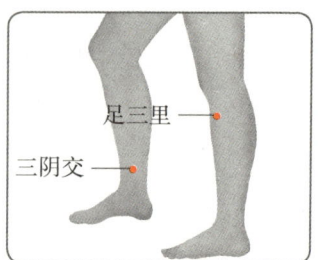

操作方法：患者取俯卧位，充分暴露背部。施术者用适量凡士林均匀涂于背部皮肤，以闪火法拔罐，在大椎、厥阴俞、心俞、膈俞、肝俞、胆俞、脾俞、胃俞、

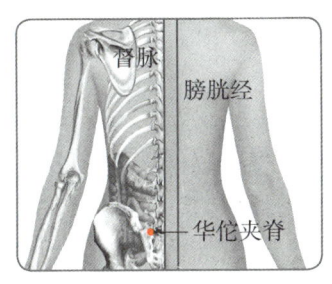

肾俞作重点旋转，至皮肤潮红或紫色为度。虚证者负压稍小，实证者负压稍大。10～15分钟/次，隔日1次，5次为1疗程。根据患者的体形选择大小适宜、罐口光滑的玻璃火罐，以闪火法使之吸附于背部皮肤，注意罐内负压要适中，负压过大则火罐移动困难，过小则易于脱落。

※ 刺络拔罐法

取穴：太阳、肝俞、脾俞、肾俞、关元、三阴交、太冲。

操作方法：患者取合适的体位。施术者将所选穴位进行常规消毒，用三棱针点刺每穴3～5下，选择适当大小的罐，拔于所点刺的穴位上。留罐10～15分钟，拔出血3～5滴。隔日1次，10次为1疗程。经前2～3天开始治疗。

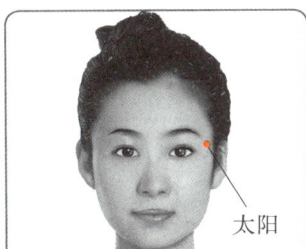
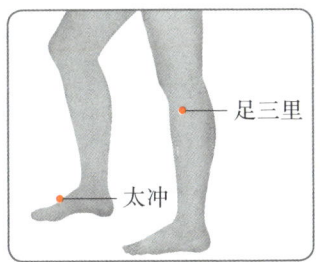

艾灸

※ 温和灸

取穴：肝俞、肾俞、脾俞。

操作方法：患者取俯卧位。施术者立于患者身侧，将艾条的一端点燃，对准应灸的腧穴部位，距离皮肤2～3厘米进行熏烤，使患者局部有温热感而无灼痛为宜。每穴灸15～20分钟，灸至患者感觉舒适、局部皮肤潮红为度，每日灸1～2次。

※ 隔姜灸

取穴：肝俞、肾俞、脾俞、关元。

操作方法：将鲜生姜切成厚约0.3厘米的生姜片，用针扎孔数个，置施灸穴位上，用大、中艾炷点燃放在姜片中心施灸。若患者有灼痛感可将姜片提起，使之离开皮肤片刻，旋即放下，再行灸治，反复进行，以局部皮肤潮红湿润为度。

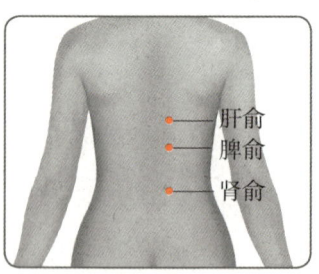
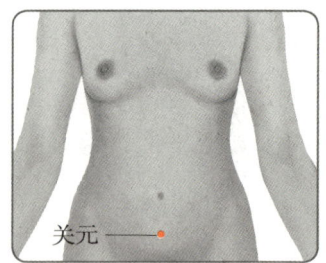

前列腺炎

前列腺炎是各种原因引起的前列腺组织的炎性疾病。常有葡萄球菌、链球菌、大肠杆菌感染,可经过尿道、淋巴及血液感染。有急、慢性前列腺炎之分。急性前列腺炎多发于20~40岁的青壮年。临床上首先出现寒战、高热,继之出现尿频、尿急、尿痛,甚则血尿,会阴部胀痛,严重者可致尿潴留。慢性前列腺炎临床表现为轻度的尿频、尿急、尿痛,终尿有白色分泌物滴出;会阴、腰骶、小腹及外生殖器刺痛及坠胀感;性功能障碍。本病在中医学属"劳淋""精浊""白淫"范畴。

刮痧

取穴:肾俞、膀胱俞、秩边、气海、中极、阴陵泉、三阴交、大敦。

操作方法:患者取合适的体位。施术者找准穴位后,进行常规消毒,然后在所选穴位上均匀地涂抹刮痧油或润肤乳。操作时,施术者

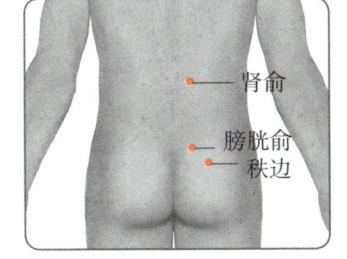
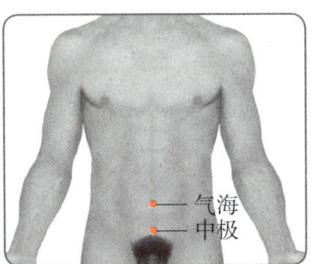
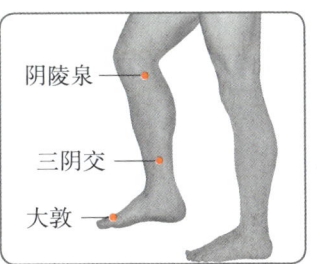

一手持刮痧板,一手扶患者。用刮板棱角刮拭,先刮肾俞、膀胱俞、秩边,点揉气海、中极,最后刮阴陵泉、三阴交、大敦。

拔罐

※ 刺络拔罐法

取穴:委阳、阴陵泉。

操作方法:患者取合适的体位。施术者将所选穴位进行常规消毒,用三棱针点刺每穴3～5下,加压拔罐。在负压的作用下,拔出少许血液,一般每穴出血3～5滴为宜。起罐后擦净皮肤上的血迹,每日1次。

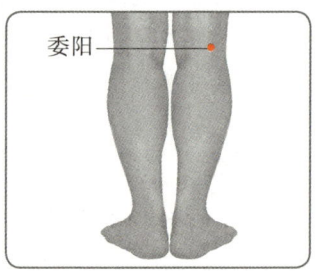

艾灸

※ 温和灸

取穴:肾俞、膀胱俞、秩边、气海、中极、阴陵泉、三阴交。

操作方法:患者取合适体位。施术者立于患者身侧,将艾条的一端点燃,对准应灸的腧穴部位,距离皮肤2～3厘米,进行施灸,使患者局部有温热感而无灼痛为宜。每穴灸15～20分钟,灸至患者感觉舒适、局部皮肤潮红为度,每日灸1～2次。

前列腺增生症

前列腺增生症是老年男性常见病，男性40岁以上前列腺开始增生，但发病年龄均在50岁以后，发病率随着年龄的增大而提高。前列腺增生症的发病原因仍不是很清楚，多数学者认为可能与体内性激素的平衡失调有关。常见症状有尿流无力，感觉膀胱内仍留有尿液未排尽，开始排尿时有困难、尿频、尿急（不能忍尿）。当前列腺增生的情况逐渐加重时，尿道就会受到更大的压力而导致膀胱内的尿不能排出。有少数男性会因前列腺增生所造成的阻塞引起反复感染，引发排尿困难及结石。本病属中医学"癃闭""淋证""精癃"等范畴。

刮痧

取穴：肾俞、膀胱俞、气海、中极、归来、血海、阴陵泉、三阴交。

操作方法：患者取合适体位。施术者找准穴位后，涂抹刮痧油或润肤乳。操作

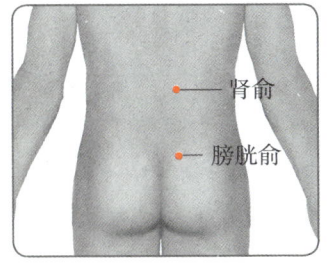

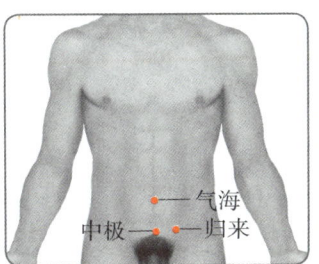

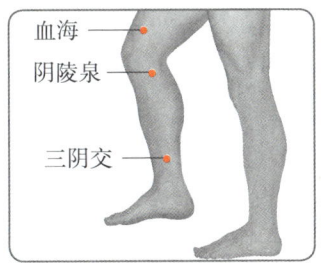

时,施术者一手持刮痧板,一手扶患者。用刮板棱角刮拭,先刮背部的肾俞、膀胱俞,再刮腹部的气海、中极、归来,最后刮下肢部的血海、阴陵泉、三阴交。操作时还可以用刮板的棱角点揉肾俞、膀胱俞、中极、阴陵泉等穴。刮拭时注意用力轻柔,避免刮伤皮肤。

拔罐

※ 刺络拔罐法

取穴:命门、三焦俞或阳关、肾俞或关元、箕门。

操作方法:患者取合适的体位。施术者将所选穴位进行常规消毒,用三棱针点刺每穴3～5下后加压拔罐。在负压的作用下,拔出少许血液,一般每穴出血3～5滴为宜。

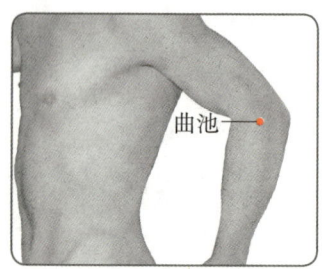

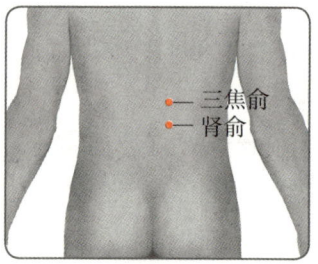

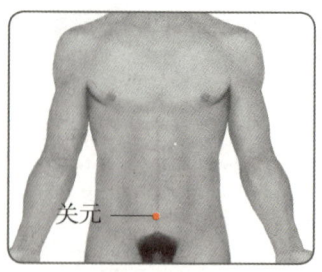

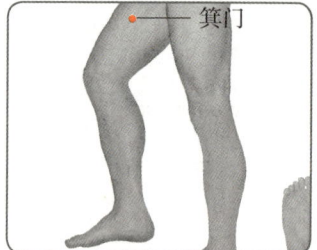

艾灸

※ 温和灸

取穴：十七椎、腰眼。

操作方法：患者取俯卧位。施术者立于患者身侧，将艾条的一端点燃，对准应灸的腧穴部位，距离皮肤

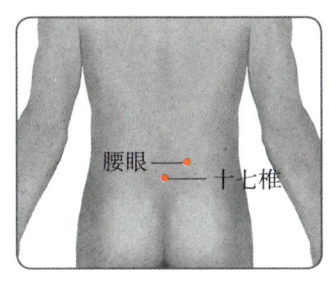

2~3厘米，进行熏烤，使患者局部有温热感而无灼痛为宜。每穴灸15~20分钟，灸至患者感觉舒适、局部皮肤潮红为度，每日灸1~2次。

※ 隔姜灸

取穴：肾俞、关元。

操作方法：将鲜生姜切成厚约0.3厘米的生姜片，用针扎孔数个，置施灸穴位上，用大、中艾炷点燃放在姜片中心施灸。若患者有灼痛感可将姜片提起，使之离开皮肤片刻，旋即放下，再行灸治，反复进行，以局部皮肤潮红湿润为度。一般各穴每次施灸10~15分钟，每日灸1~2次。

早泄

早泄是指已做好性交准备,但阴茎插入阴道时间较短,即男性的性交时间短于2分钟就过早射精,影响性生活的一种病症。

刮痧

取穴:神门、内关、心俞、胆俞、膻中、关元、三阴交、太溪、太冲。

操作方法:患者取合适的体位。施术者找准穴位后,进行常规消毒,然后在所选穴位上均匀地涂抹刮痧油或润肤乳。操作时,施术者一手持刮痧板,一手扶患者。用刮板棱角刮拭神门、内关,再刮背部的心俞、胆俞,再刮膻中,然后刮关元,最后刮下肢部的三阴交、太溪至太冲。

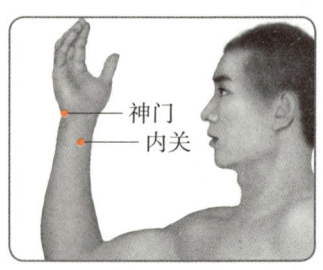
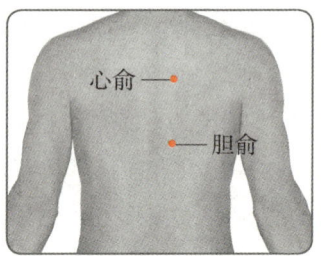
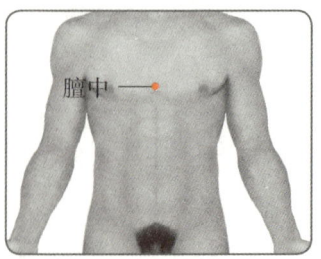
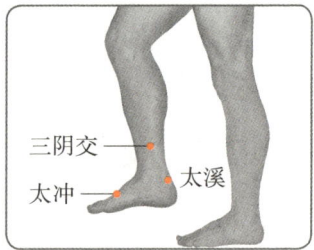

拔罐

※ 留罐法

取穴：肾俞、命门、关元、足三里、三阴交。

操作方法：患者取合适的体位。施术者找准穴位，并进行常规消毒，选择大小适宜的火罐。一手持夹着酒精棉的镊子，一手持罐，将酒精棉点燃后伸入罐内旋转片刻，迅速将棉球抽出，即刻将罐拔于穴位上。根据所拔罐的负压大小及患者的皮肤情况留罐10～15分钟。每日或隔日1次。

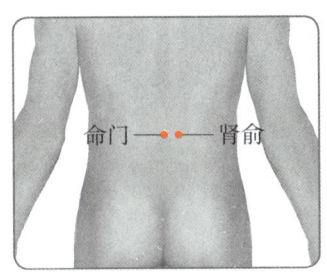

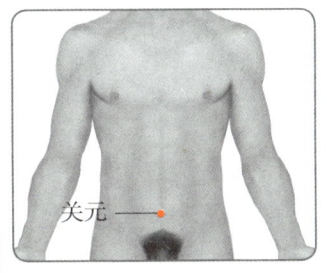

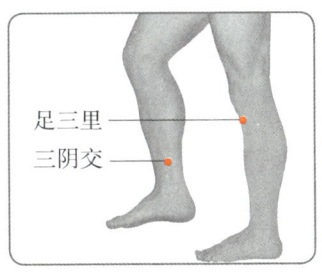

艾灸

※ 温和灸

取穴：心俞、肝俞、肾俞、次髎、关元、内关、太溪。

操作方法：患者取合适体位。施术者立于患者身侧，将艾条的一端点燃，对准应灸的腧穴部位，距离皮肤2～3厘米，进行熏烤,使患者局部有温热感而无灼痛为宜。每穴灸15~20分钟,灸至患者感觉舒适、局部皮肤潮红为度,每日灸1~2次。

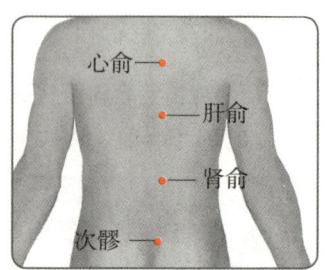

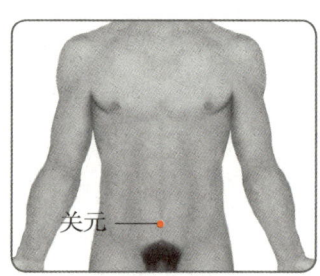

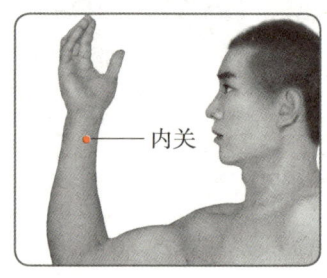

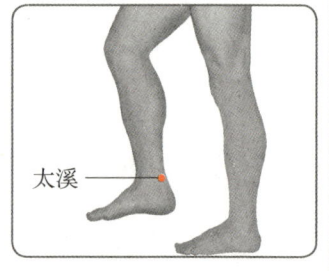

※ 隔姜灸

取穴:肾俞、次髎、关元、大赫。

操作方法:将鲜生姜切成厚约0.3厘米的生姜片,用针扎孔数个,置施灸穴位上,用大、中艾炷点燃放在姜片中心施灸。若患者有灼痛感可将姜片提起,使之离开皮肤片刻,旋即放下,再行灸治,反复进行,以局部皮

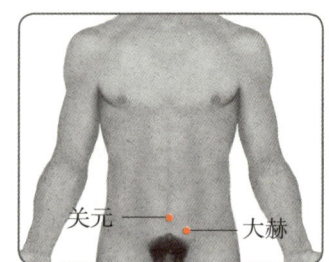

肤潮红湿润为度。一般各穴每次施灸15～20分钟，每日灸1～2次。

※ 隔附子饼灸

取穴：内关、三阴交、阴陵泉、太溪。

操作方法：取生附子切细研末，用黄酒调和作饼，大小适度，厚0.4厘米，中间用针扎孔，置穴位上，再以大艾炷点燃施灸，附子饼干焦后再换新饼，直灸至肌肤内温热、局部肌肤红晕为度。每日灸1次。

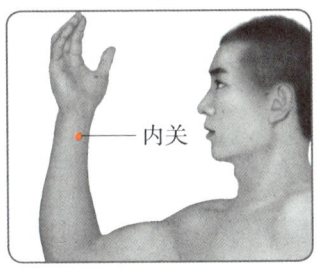
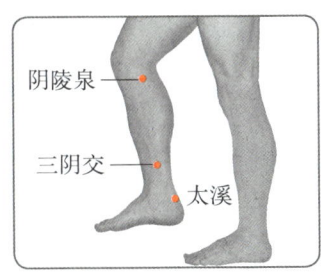

※ 实按灸

取穴：心俞、肝俞、肾俞、次髎、关元、大赫、阴陵泉、三阴交、太溪。

操作方法：每次选穴3～5个进行操作。操作时，在施灸部位铺上6～7层棉纸或布，将艾条点燃，对准穴位直按其上，稍停1～2秒钟，使热气透达深部；若艾火熄灭，可再点再按，每次每穴按灸5～7下，至皮肤红晕为度。

阳痿

阳痿是指在有性欲时，阴茎不能勃起或勃起不坚，或者虽然有勃起且有一定的硬度，但不能保持性交的足够时间而影响性生活的一种病症。阴茎完全不能勃起者称为完全性阳痿，阴茎虽能勃起但不具有性交需要的足够硬度者称为不完全性阳痿。从发育开始后就发生阳痿者称原发性阳痿。引起阳痿的原因很多，精神紧张、性生活过频、其他重要器官的疾病、酗酒、长期使用一些药品（如安眠药或麻醉药品）等都可导致阳痿。50岁以上的男子出现阳痿，多数是生理性的退行性变化。

刮痧

取穴：关元至气海、肾俞、命门、志室、足三里、三阴交、太溪。

操作方法：患者取合适的体位。施术者找准穴位后，进行常规消毒，然后在所选穴位上均匀地涂抹刮痧油或润肤乳。操作时，施术者一手持刮

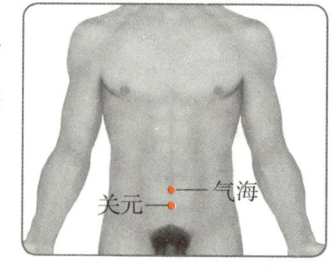

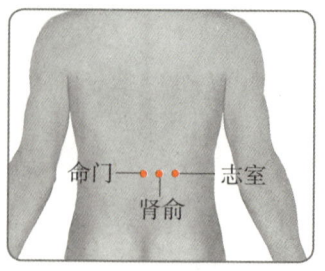

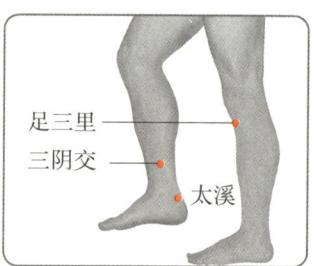

痧板，一手扶患者。用刮板棱角刮拭，先刮关元至气海，再刮肾俞、命门、志室，最后刮足三里、三阴交、太溪。

拔罐

※ 留罐法

取穴：心俞、肝俞、脾俞、肾俞、命门、关元、志室、三阴交。

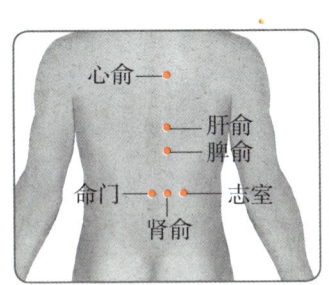

操作方法：患者取合适的体位。施术者找准穴位，并进行常规消毒，选择大小适宜的火罐。一手持夹着酒精棉的镊子，一手持罐，将酒精棉点燃后伸入罐内旋转片刻，迅速将棉球抽出，即刻将罐拔于穴位上。根据所拔罐的负压大小及患者的皮肤情况留罐10～15分钟。每日或隔日1次。

※ 走罐法

取穴：背部督脉及膀胱经两侧线。

操作方法：患者取俯卧位，充分暴露背部。施术者用适量凡士林均匀涂于背部皮肤。根据患者的体形选择大小适宜、罐口光滑的玻璃火罐，以闪火法使之吸附于背部皮肤，注意罐内负压要适中，负压过大则火罐移动困

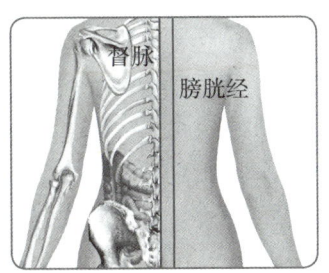

难，过小则易于脱落。操作重点在心俞、肝俞、脾俞、肾俞、命门，走完罐再在上述几个穴位上各留罐5分钟。

艾灸

※ 温和灸

取穴：心俞、肾俞、命门、关元、三阴交、太溪。

操作方法：患者取合适体位。施术者立于患者身侧，将艾条的一端点燃，对准应灸的腧穴部位，距离皮肤2～3厘米，进行熏烤，使患者局部有温热感而无灼痛为宜。每穴灸15～20分钟，灸至患者感觉舒适、局部皮肤潮红为度，每日灸1～2次。

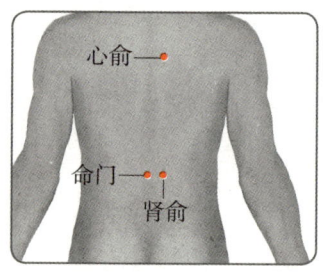
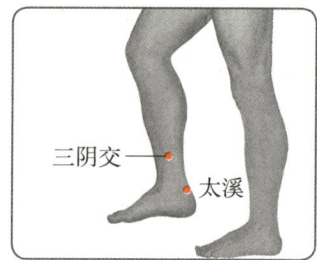

※ 隔姜灸

取穴：肾俞、命门、关元。

操作方法：将鲜生姜切成厚约0.3厘米的生姜片，用针扎孔数个，置施灸穴位上，用大、中艾炷点燃放在姜片中心施灸。若患者有灼痛感可将姜片提起，使之离开皮肤片刻，旋即放下，再行灸治，反复进行，以局部皮肤潮红湿润为度。一般各穴每次施灸10～15分钟，每日灸1～2次。

※ 隔附子饼灸

取穴：肾俞、命门、三阴交。

操作方法：取生附子切细研末，用黄酒调和作饼，大小适度，厚0.4厘米，中间用针扎孔，置穴位上，再以大艾炷点燃施灸，附子饼干焦后再换新饼，直灸至肌肤内温热、局部肌肤红晕为度。每日灸1次。

※ 隔盐灸

取穴：神阙。

操作方法：将干燥的食盐放入脐中，填平脐孔，上置大艾炷施灸。患者有灼痛，即更换艾炷。也可以在盐上放置姜

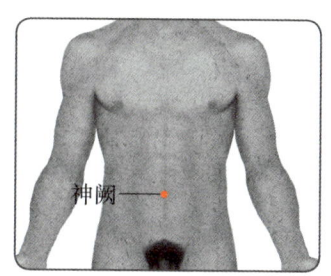

片施灸，待患者有灼痛时，可将姜片提起，保留余热至燃完一炷。一般可灸10～15分钟。每日1灸。

※ 实按灸

取穴：心俞、肾俞、命门、关元、阴陵泉、三阴交、太溪。

操作方法：每次选穴3～5个进行操作。操作时，施术者在施灸部位铺上6～7层棉纸或布，将艾条点燃，对准穴位直按其上，稍停1～2秒钟，使热气透达深部；若艾火熄灭，可再点再按，每次每穴按灸5～7下，至皮肤红晕为度。

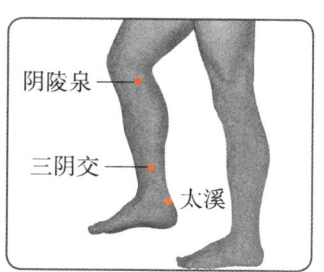

男性不育症

男性不育症是指夫妇婚后同居2年以上未采取任何避孕措施而女方未怀孕,其原因属于男方者,称为男性不育症。临床上把男性不育分为性功能障碍和性功能正常两类,后者依据精液分析结果可进一步分为无精子症、少精子症、弱精子症、精子无力症和精子数正常性不育等。

刮痧

取穴:脾俞、肾俞、命门、气海、关元、足三里、三阴交。

操作方法:患者取合适的体位,施术者找准穴位后,进行常规消毒,然后在所选穴位上均匀地涂抹刮痧油或润肤乳。操作时,施术者一手持刮痧板,一手扶着患者。用刮板棱角刮拭,先刮脾俞、肾俞、命门,再刮气海、关元,最后刮足三里、三阴交。

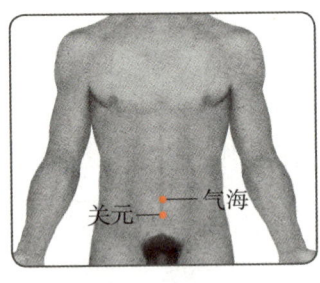
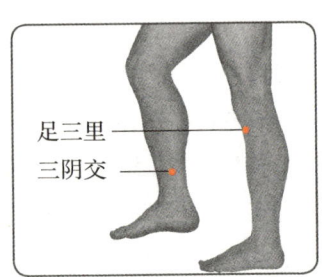

拔罐

※ **留罐法**

取穴:心俞、肝俞、脾俞、肾俞、命门、志室、关元、三阴交。

操作方法：患者取合适的体位，施术者找准穴位，并进行常规消毒，选择大小适宜的火罐。一手持夹着酒精棉的镊子，一手持罐，将酒精棉点燃后伸入罐内旋转片刻，迅速将棉球抽出，即刻将罐拔于穴位上。根据所拔罐的负压大小及患者的皮肤情况留罐10～15分钟。每日或隔日1次。

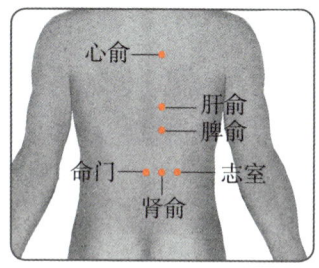
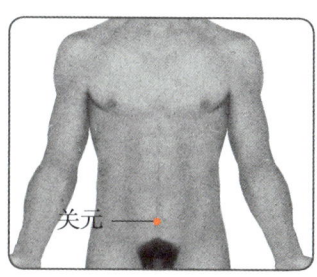

※ 走罐法

取穴：背部督脉及膀胱经两侧线。

操作方法：患者取俯卧位，充分暴露背部，施术者用适量凡士林均匀涂于背部皮肤。根据患者的体形选择大小适宜、罐口光滑的玻璃火罐，以闪火法使之吸附于背部皮肤，注意罐内负压要适中，负压过大则火罐移动困难，过小则易于脱落。操作重点在心俞、肝俞、脾俞、肾俞、命门，走完罐再在上述几个穴位上留罐5分钟。

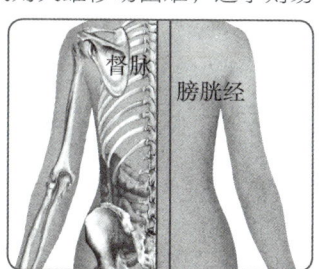

艾灸

※ 温和灸

取穴：神阙、关元、气海、曲骨、四满。

操作方法：患者取合适的体位。施术者立于患者身侧，将艾条的一端点燃，对准应灸的腧穴部位，距离皮肤2～3厘米，进行施灸，使患者局部有温热感而无灼痛

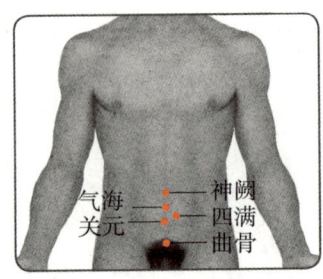

为宜，每穴灸15～20分钟，灸至以患者感觉舒适、局部皮肤潮红为度，每日灸1～2次。

※ 温针灸

取穴：心俞、脾俞、肾俞、命门、气海、关元、足三里、三阴交。

操作方法：将针刺入腧穴得气后并给予适当补泻手法而留针时，将纯净细软的艾绒捏在针尾上，或用长1～2厘米的艾条，插在针柄上，点燃施灸。待艾绒或艾条烧完后除去灰烬，将针取出。

第六章

每天10分钟，标本兼治调理慢性病

慢性鼻炎

慢性鼻炎是一种常见的鼻腔黏膜和黏膜下层的慢性炎症,常伴有功能障碍,通常包括慢性单纯性鼻炎和慢性肥厚性鼻炎,后者常由前者发展、转化而来,但也可经久不发生转化,或开始即呈肥厚性改变。

刮痧

取穴:百会、风池、风门、曲池、手三里、合谷、上星、攒竹、迎香、印堂。

操作方法:患者取合适的体位。施术者找准穴位后,进行常规消毒,然后在所选穴位上均匀地涂抹刮痧油或润肤乳。操作时,施术者一手持刮痧板,一手扶患者。用刮板棱

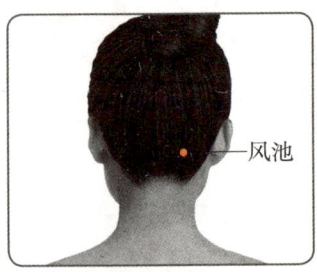

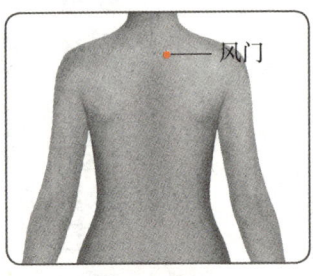

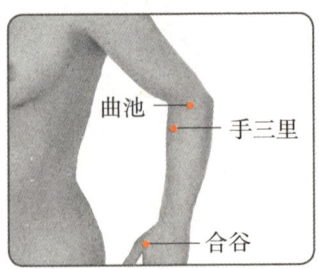

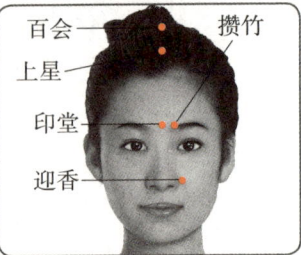

角刮拭，先刮百会、风池、风门、曲池、手三里、合谷，再用刮板棱角点揉上星、攒竹、迎香、印堂。

拔罐

※ 留罐法

取穴：中脘、肺俞、膈俞、风池、脾俞、足三里。

操作方法：患者取坐位或卧位。施术者找准穴位，并进行常规消毒，选择大小适宜的火罐。一手持夹着酒精棉的镊子，一手持罐，将酒精棉点燃后伸入罐内旋转片刻，迅速将棉球抽出，即刻将罐拔于穴位上。根据所拔罐的负压大小及患者的皮肤情况留罐10～15分钟。每日或隔日1次，10次为1个疗程。

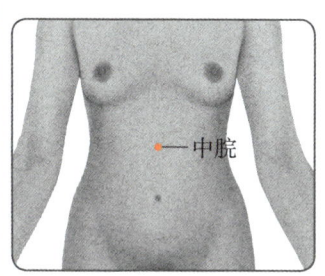

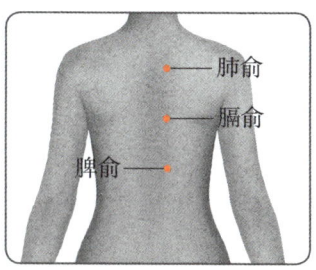

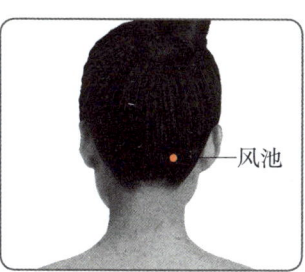

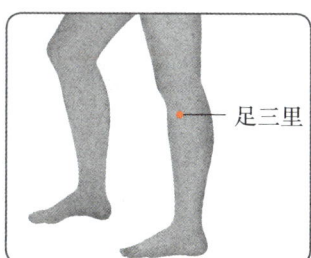

※ 刺络拔罐法

取穴：风池、曲池、大椎、合谷、肺俞、足三里。

操作方法：患者取合适的体位。施术者将所选穴位进行常规消毒，用三棱针点刺每穴3～5下，各穴拔罐。在负压的作用下，拔出少许血液，一般每穴出血3～5滴为宜。起罐后擦净皮肤上的血迹，每日1次。

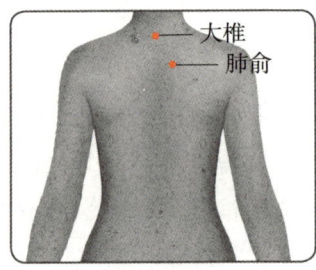

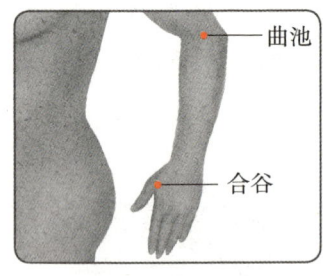

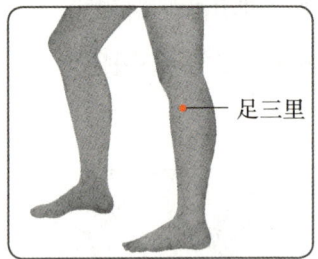

艾灸

※ 回旋灸

取穴：足三里、三阴交、丰隆、合谷。

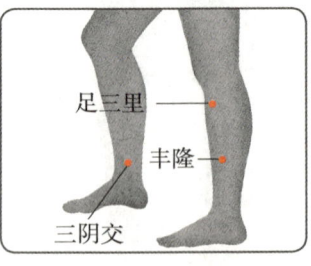

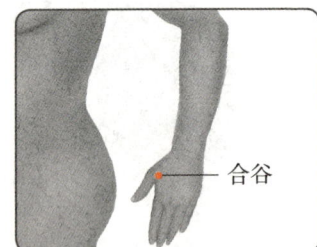

操作方法：点燃艾条，悬于施灸部位上方约3厘米高处。艾条在施灸部位上左右往返移动，或反复旋转进行灸治，使皮肤有温热感而不至于灼痛。一般每穴灸10～15分钟。

※ 雀啄灸

取穴：印堂、上迎香。

操作方法：施术者置点燃的艾条于穴位上约3厘米高处，艾条一起一落，忽近忽远上下移动，如鸟雀啄食样。一般每穴灸5分钟。此法热感较强，注意防止烧伤皮肤。

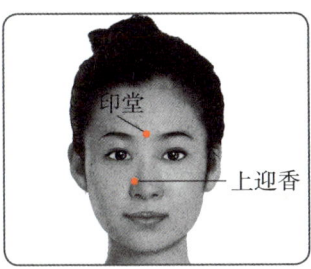

※ 隔姜灸

取穴：肺俞、脾俞、足三里。

操作方法：将鲜生姜切成厚约0.3厘米的生姜片，用针扎孔数个，置施灸穴位上，用大、中艾炷点燃放在姜片中心施灸。若患者有灼痛感可将姜片提起，使之离开皮肤片刻，旋即放下，再行灸治，反复进行，以局部皮肤潮红湿润为度。一般各穴每次施灸10～15分钟，每日灸1～2次。

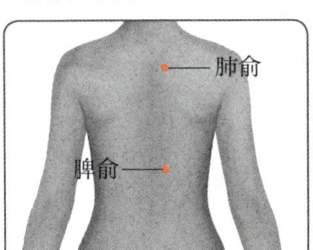
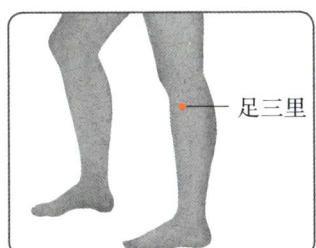

慢性咽炎

慢性咽炎是指咽黏膜、黏膜下组织和淋巴组织的慢性糜烂性炎症。多发于成年人,有时症状顽固,不易治愈。常由上呼吸道反复感染或长期的理化刺激(如化学气体、粉尘、辛辣饮食、烟酒等)所造成。临床常表现为咽部的多种不适,如异物感、灼热感、干燥感、刺激感、咽痒及微痛感等。常作清嗓动作,讲话多则症状加重,有时可发生短促而频繁的咳嗽,咳出黏液物则症状减轻。

刮痧

取穴:天突、鱼际、少商、商阳、丰隆、照海、太溪。

操作方法:患者取合适的体位。施术者找准穴位后,进行常规消毒,然后在所选穴位上均匀地涂抹刮痧油或润肤乳。操作时,施术者一手持刮痧板,一手扶患者。用刮板棱角刮拭,先刮颈部的天突,再刮鱼际、少商、商阳放痧,最后刮下肢部丰隆、照海和太溪。

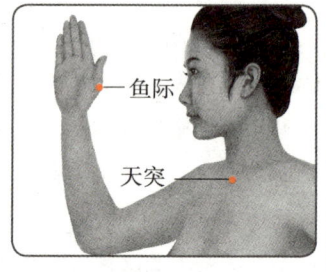

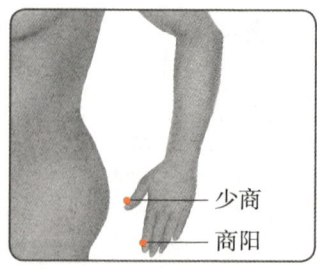

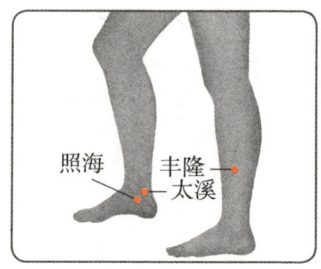

拔罐

※ 刺络拔罐法

取穴：少商、大椎。

操作方法：患者取坐位或卧位。施术者将所选穴位进行常规消毒，先用三棱针点刺，少商挤血3～5滴，至挤出的血液由紫红色变为淡红色为止。隔日1次，10次为1疗程。再用三棱针点刺大椎，再以大椎为中心拔罐10～15分钟，每日1次，3日为1疗程。

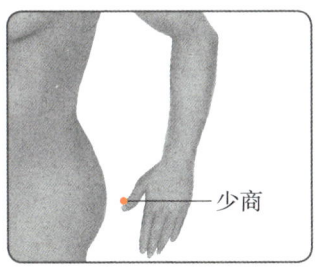
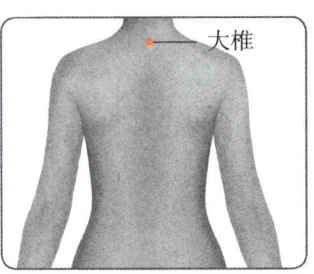

艾灸

※ 温和灸

取穴：大椎、天突。

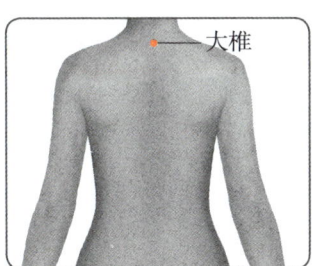
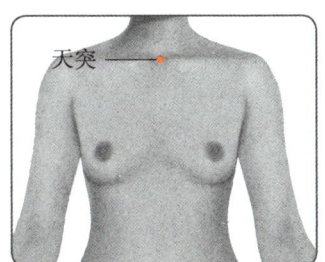

操作方法：患者取适宜体位。施术者站在患者一旁，点燃艾条对准穴位，距离皮肤2～3厘米，进行施灸，使得患者局部有温热而无灼痛感为宜。每次灸治25分钟，灸至患者感觉舒服、局部皮肤潮红为度，每日灸1次。

※ 回旋灸

取穴：列缺、太溪、照海。

操作方法：点燃艾条，悬于施灸部位上方约3厘米高处。艾条在施灸部位上左右往返移动，或反复旋转进行灸治。使皮肤有温热感而不至于灼痛。一般每穴灸10～15分钟，移动范围在3厘米左右。

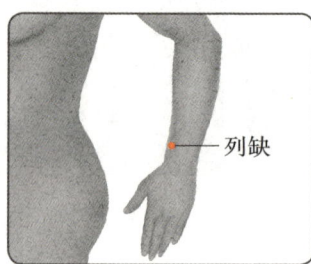
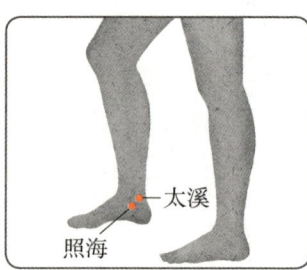

小贴士

1. 注意口腔卫生，坚持早晚及饭后刷牙。减少烟酒和粉尘刺激，还需纠正张口呼吸的不良习惯。

2. 宜吃清淡，具有酸、甘滋阴的一些食物，如水果、新鲜蔬菜、青果等。

慢性胃炎

胃炎即胃黏膜的炎症。按发病的急缓，可将胃炎进一步分为急性胃炎和慢性胃炎。根据胃黏膜损伤的严重程度，也可将胃炎分为糜烂性胃炎和非糜烂性胃炎。

刮痧

取穴：上脘至中脘、梁门、内关、胃俞、梁丘、足三里。

操作方法：患者取合适的体位。施术者找准穴位后，进行常规消毒，然后在所选穴位上均匀地涂抹刮痧油或润肤乳。操作时，施术者一手持刮痧板，一手扶患者。先刮腹部的上脘至中脘、梁门，再刮背部的胃俞，再刮上肢的内关，最后刮下肢的梁丘和足三里，切记用力要轻柔。

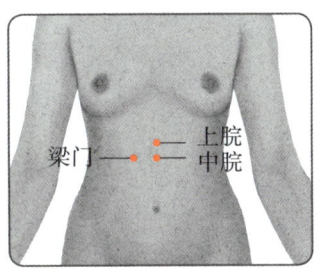

梁门——上脘
　　　　中脘

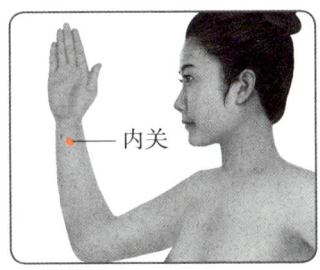

——内关

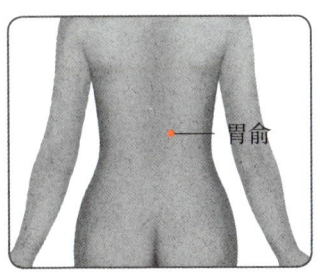

——胃俞

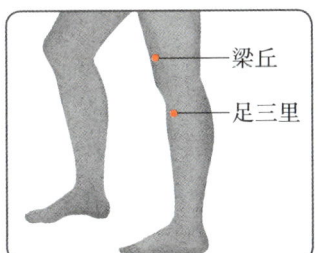

——梁丘
——足三里

拔罐

※ 刺络拔罐法

取穴：中脘、天枢。

操作方法：患者取合适的体位。施术者将所选穴位进行常规消毒，用三棱针点刺每穴3~5下，各穴拔罐。在负压的作用下，拔出少许血液，一般每穴出血3~5滴为宜。起罐后擦净皮肤上的血迹，每日1次。

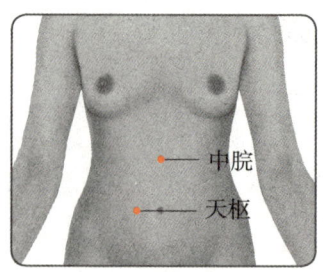

※ 针罐法

取穴：脾俞、胃俞、中脘、天枢、梁门、足三里。

操作方法：施术者将毫针快速刺入皮下，轻捻缓进，待患者感到局部酸、沉、胀、麻，施术者感到针下沉紧，如鱼吞钓饵时，留针拔罐；10分钟后起罐取针。

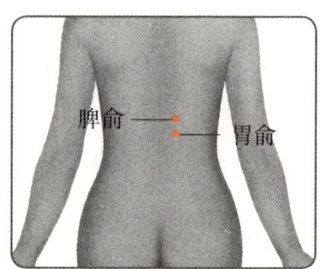

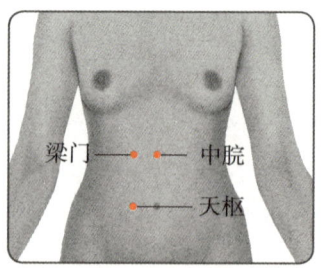

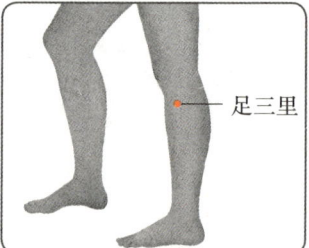

艾灸

※ 温和灸

取穴：足三里、三阴交。

操作方法：患者取合适的体位。施术者立于患者身侧，将艾条的一端点燃，对准应灸的腧穴部位，距离皮肤2~3厘米，进行熏烤，使患者局部有温热感而无灼痛

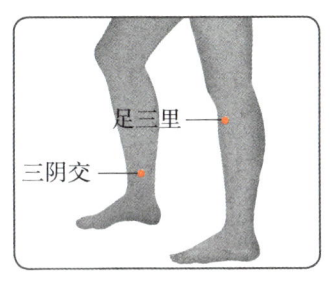

为宜。每穴灸15~20分钟，灸至患者感觉舒适、局部皮肤潮红为度，每日灸1~2次。

※ 隔姜灸

取穴：督俞、膈俞、脾俞、内关。

操作方法：将鲜生姜切成厚约0.3厘米的生姜片，用针扎孔数个，置施灸穴位上，用大、中艾炷点燃放在姜片中心施灸。若患者有灼痛感可将姜片提起，使之离开皮肤片刻，旋即放下，再行灸治，反复进行，以局部皮肤潮红湿润为度。一般各穴每次施灸15~20分钟，每日灸1~2次。

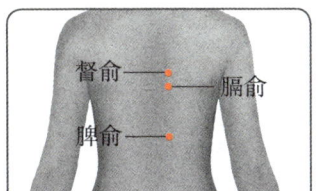 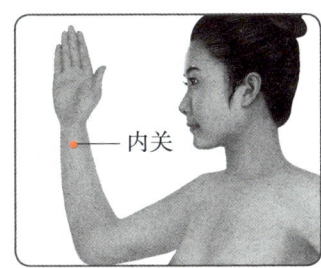

低血压

低血压，是指收缩压低于90mmHg或舒张压低于60mmHg。临床一般分为原发性低血压、直立性低血压和症状性低血压3种。原发性低血压患者或无明显症状，或出现头晕眼花、健忘、乏力、耳鸣，甚至晕厥等症状；直立性低血压患者由卧、坐、蹲位突然起立或长时间站立后可出现上述症状，恢复原来体位或平卧后症状可改善；症状性低血压患者，多伴有原发病的临床表现。本病在中医学中属于"眩晕""虚劳""晕厥"等范畴。

刮痧

取穴：百会、厥阴俞至膈俞、膻中至中脘、气海至关元、足三里、三阴交。

操作方法：患者取合适的体位。施术者找准穴位后，进行常规消毒，然后在所选穴位上均匀地涂抹刮痧油或润肤乳。操作时，施术者一手持刮痧板，一手扶患者。

1.先刮百会，百会穴处有头发覆盖，不需涂刮痧油。用刮板刮10～20次左右，至此穴处皮肤发热为宜。

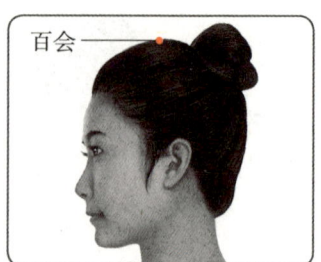
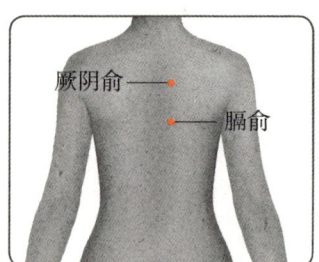

2.再刮厥阴俞至膈俞，以出痧为度，还可用刮板棱角点按膈俞，切记刮时用力要轻柔。

3.然后刮膻中至中脘、气海至关元，以出痧或皮肤发热为度，还可用刮板棱角点按这4个穴位，切记刮时用力要轻柔。

4.最后刮足三里、三阴交，这两个穴位可以重刮，还可以用刮板棱角点按。

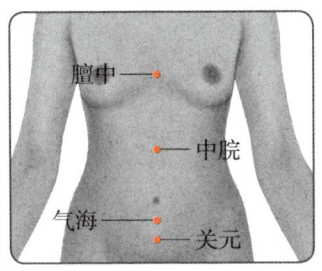
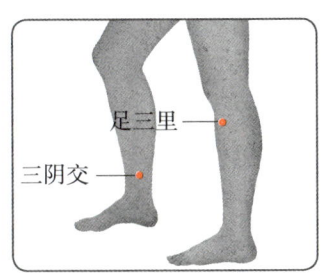

拔罐

※ 走罐法

取穴：背部、腰部、骶部督脉及膀胱经穴。

操作方法：患者取俯卧位，充分暴露背部。施术者用适量凡士林均匀涂于背部皮肤。根据患者的体形选择大小适宜、罐口光滑的玻璃火罐，以闪火法使之吸附于背部皮肤，注意罐内负压要适中，负压过大则火罐移动困难，过小则易于脱落。上下走罐每条经穴10～30次，隔日1次。

※ 刺络拔罐法

取穴：大椎、身柱、心俞、肝俞、脾俞、肾俞。

操作方法：将所选穴位进行常规消毒，用三棱针点刺每穴3～5下，然后拔罐，留罐15分钟，在负压的作用下，拔出少许血液，一般每穴出血3～5滴为宜。起罐后擦净皮肤上的血迹，每日或隔日1次。

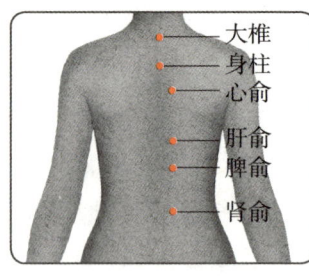

艾灸

取穴：督俞、膈俞、脾俞。

操作方法：将鲜生姜切成厚约0.3厘米的生姜片，用针扎孔数个，置施灸穴位上，用大、中艾炷点燃放在姜片中心施灸。若患者有灼痛感可将姜片提起，使之离开皮肤片刻，旋即放下，再行灸治，反复进行，以局部皮肤潮红湿润为度。一般各穴每次施灸15～20分钟，每日灸1～2次。

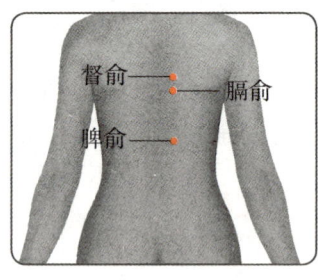

高血压

高血压是临床常见病,一般两日测得的血压高于140/90mmHg就可以确诊。高血压病常伴有脂肪和糖代谢紊乱以及心、脑、肾等器官功能性或器质性改变,是以器官重塑为特征的全身性疾病,常见的临床伴随症状包括眩晕、头痛、呕吐等。中医无高血压之病名,根据高血压的主要症状可归之于中医的"眩晕""头痛""中风"等范畴。

刮痧

取穴:百会至风府、风池、肝俞、肾俞、足三里、太冲、涌泉。

操作方法:患者取合适的体位。施术者找准穴位后,进

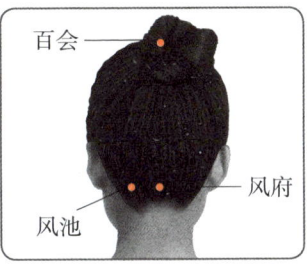

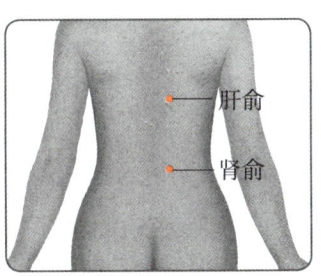

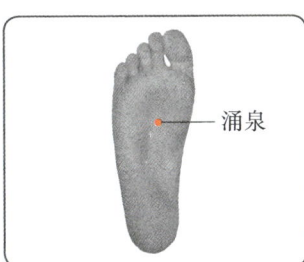

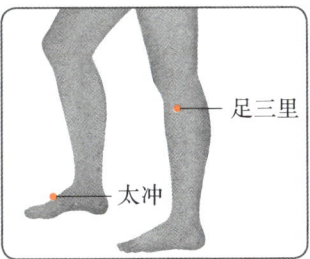

行常规消毒,然后在所选穴位上均匀地涂抹刮痧油或润肤乳。操作时,施术者一手持刮痧板,一手扶患者。

1.先用刮板刮拭百会至风府、风池,因百会至风池、风府处均有头发覆盖,所以无须涂抹刮痧油。可用刮板角部进行刮拭,刮20～30次,至此处皮肤发热为宜。

2.用刮板棱角刮拭肝俞、肾俞,以出痧为度,还可用刮板棱角点按肝俞、肾俞,切记刮时用力要轻柔。

3.最后刮足三里、太冲、涌泉。其中涌泉穴可重刮,还可用刮板棱角点按。

拔罐

※ 刺络拔罐法

取穴:百会、太阳、大椎、曲池、委中。

操作方法:常规消毒后,用三棱针点刺穴位0.2～0.3厘米,部分穴位点刺后拔罐,每次3～4穴。每周2次,10次为1疗程。

肝火亢盛型加太冲、行间;阴虚阳亢型配太溪、太冲;阴阳两虚型配肝俞、肾俞、足三里;痰湿壅盛型配丰隆、内关;气血两虚型配足三里、血海。

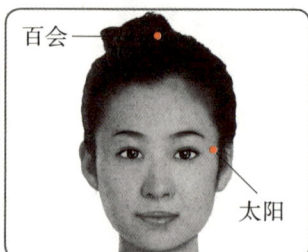

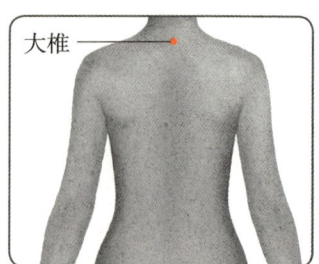

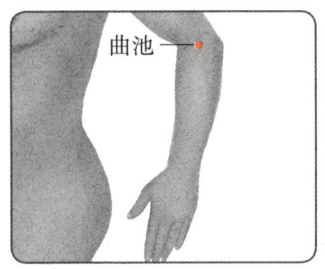
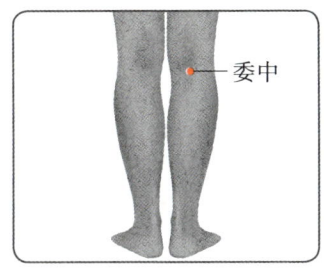

艾灸

※ 温和灸

取穴：风池、曲池、太冲、涌泉。

操作方法：患者取合适的体位。施术者立于患者身侧，将艾条的一端点燃，对准应灸的腧穴部位，距离皮肤2～3厘米，进行熏烤，使患者局部有温热感而无灼痛为宜，每穴灸10分钟，灸至患者感觉舒适、局部皮肤潮红为度，每日灸1次。

※ 化脓灸

取穴：足三里。

操作方法：准确取穴后，用碘酒消毒后可涂抹凡士林或姜汁，将麦粒大小的艾炷置于穴位上，点燃施灸，灸10～15分钟即可。灸满壮数后，可在灸穴上敷贴红霉素软膏，每天换贴1次。待灸疮愈合后再灸。

高脂血症

高脂血症是指由于脂肪代谢或运转异常使血浆中一种或几种脂质高于正常。可表现为高胆固醇血症、高甘油三酯血症或两者兼有。部分患者可有头痛、眩晕、目干、心烦胸闷等症状。高脂血症可分为原发性和继发性两类。原发性高脂血症与先天性和遗传有关，是由于基因缺陷导致脂蛋白代谢异常。继发性高脂血症多继发于糖尿病、高血压、甲状腺功能低下、肥胖等疾病，或因烟酒、饮食不当、体力活动过少、精神紧张等因素所致。

刮痧

取穴：曲池、阴陵泉、足三里、三阴交、丰隆。

操作方法：患者取合适的体位。施术者找准穴位后，进行常规消毒，然后在所选穴位上均匀地涂抹刮痧油或润肤乳。

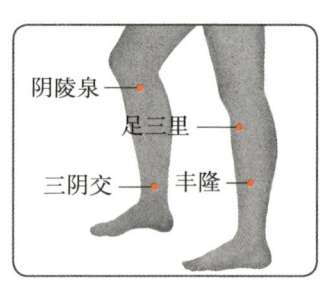

操作时，施术者一手持刮痧板，一手扶患者。用刮板棱角刮拭，先刮上肢部的曲池，再刮下肢部的阴陵泉、三阴交、足三里、丰隆，以出痧为度，还可用刮板棱角点按曲池、足三里。切记刮时用力要轻柔。

拔罐

※ 留罐法

取穴：脾俞、胃俞、中脘、足三里、丰隆。

操作方法：患者取合适的体位。施术者找准穴位，并进行常规消毒，选择大小适宜的火罐。一手持夹着酒精棉的镊子，一手持罐，将酒精棉点燃后伸入罐内旋转片刻，迅速将棉球抽出，即刻将罐拔于穴位上。根据所拔罐的负压大小及患者的皮肤情况留罐10～15分钟。每日或隔日1次。

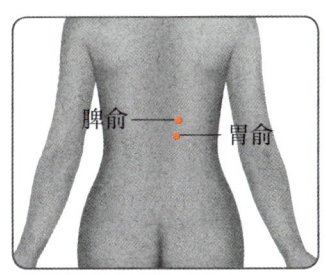

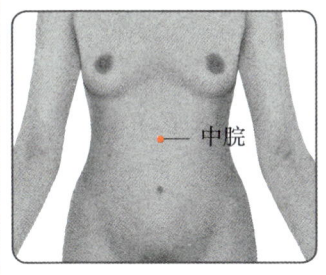

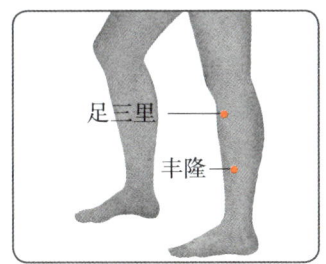

※ 刺络拔罐法

取穴：曲池、委中。

操作方法：患者取合适的体位。施术者将所选穴位进行

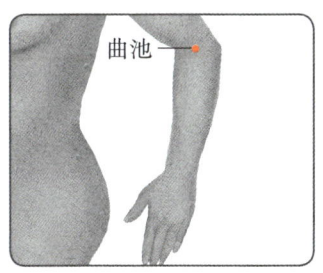

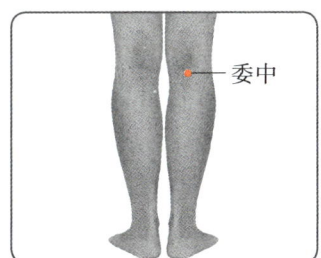

常规消毒，用三棱针点刺每穴3~5下，各穴拔罐。在负压的作用下，拔出少许血液，一般每穴出血3~5滴为宜。起罐后擦净皮肤上的血迹，每日1次。

艾灸

※ 回旋灸

取穴：脾俞、胃俞。

操作方法：点燃艾条，悬于施灸部位上方约3厘米高处。艾条在施灸部位上左右往返移动，或反复旋转进行灸治。使皮肤有温热感而不至于灼痛。一般每穴灸10~15分钟，移动范围在3厘米左右。

※ 温盒灸

取穴：气海、关元。

操作方法：把温灸盒安放于应灸部位的中央，点燃艾卷后，置铁纱上，盖上盒盖，放置在选好的穴位处。每次可灸15~30分钟。

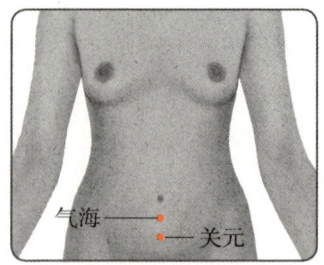

糖尿病

糖尿病是由多种原因引起的以慢性高血糖为特征的代谢紊乱。临床上以高血糖为主要特点，常见症状为多尿、多饮、多食、消瘦等，即"三多一少"症状。糖尿病是最常见的慢性病之一。随着人们生活水平的提高，人口老龄化以及肥胖发生率的增加，糖尿病的发病率呈逐年上升趋势。本病属中医学"消渴"范畴。

刮痧

取穴：肝俞至肾俞、魂门至志室、曲池、血海、足三里、太溪。

操作方法：施术者找准穴位后，进行常规消毒，然后在所选穴位上均匀地涂抹刮痧油或润肤乳。操作时，施术者一手持刮痧板，一手扶患者。用刮板棱角刮拭，先刮背部的肝俞至肾俞、魂门至志室，再刮上肢部的尺泽、曲池，最后刮下肢部的血海、足三里、太溪。

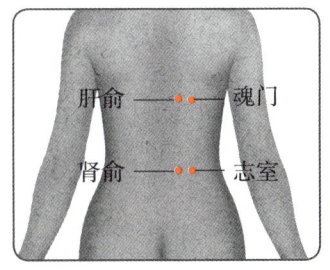

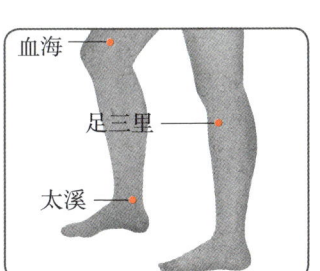

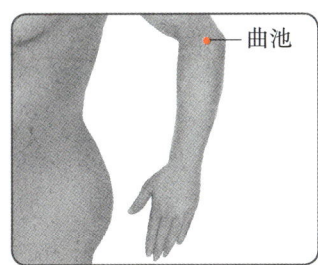

拔罐

※ 留罐法

取穴：脾俞、胰俞、肾俞、三焦俞、三阴交、太溪。

操作方法：患者取合适的体位。施术者找准穴位，并进行常规消毒，选择大小适宜的火罐。一手持夹着酒精棉的镊子，一手持罐，将酒精棉点燃后伸入罐内旋转片刻，迅速将棉球抽出，即刻将罐拔于穴位上。根据所拔罐的负压大小及患者的皮肤情况留罐10～15分钟。每日或隔日1次。

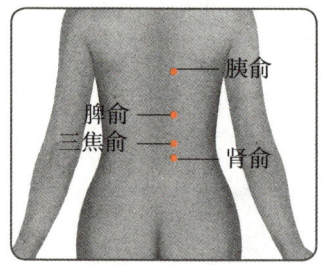
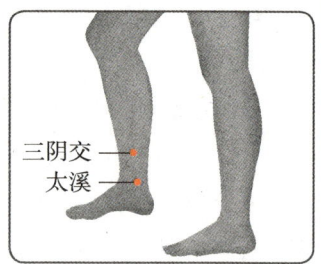

艾灸

※ 非化脓直接灸

取穴：脾俞、肾俞、胰俞、三阴交、太溪。

操作方法：为防止艾炷滚落，可在灸穴抹涂一些凡士林，使之黏附，然后将麦粒大的艾炷放置灸穴上；用线香或火柴点燃，任其自燃，或微微吹气助燃。至艾炷烧近皮肤，患者有温热或轻微灼痛感时，即用镊子将未燃尽的艾炷移去或压灭，再施第2壮；也可待其燃烧将尽，有清脆之爆炸声，将艾炷余烬清除，再施第2壮。

慢性盆腔炎

慢性盆腔炎是指盆腔内生殖器官（包括子宫、输卵管、卵巢）及盆腔周围结缔组织、盆腔腹膜的慢性炎症所形成的盆腔内瘢痕、粘连、充血，多因急性盆腔炎治疗不彻底迁延而致。表现为病程时间较长，下腹部坠胀、疼痛及腰骶部酸痛，常在劳累、性交、月经前后加剧。全身症状多不明显，有时可有低热，易感疲劳。有的可导致继发性不孕症。

拔罐

※ 留罐法

取穴：中极、关元、水道、归来、大赫、气穴、胞肓。

操作方法：患者取合适的体位。施术者找准穴位，并进行常规消毒，选择大小适宜的火罐。一手持夹着酒精棉的镊子，一手持罐，将酒精棉点燃后伸入罐内旋转片刻，迅速将棉球抽出，即刻将罐拔于穴位上。根据所拔罐的负压大小及患者的皮肤情况留罐10～15分钟。每日或隔日1次。

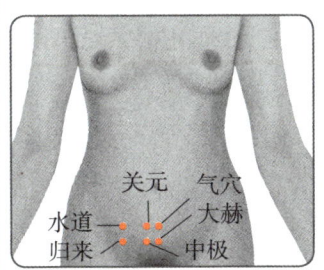
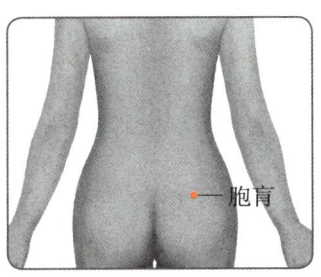

艾灸

※ 温和灸

取穴：气海、关元、中极、归来。

操作方法：患者取仰卧位。施术者立于患者身侧，将艾条的一端点燃，对准应灸的腧穴部位，距离皮肤2～3厘米，进行熏烤，使患者局部有温热感而无灼痛为宜。每穴灸15～20分钟，灸至患者感觉舒适、局部皮肤潮红为度，每日灸1～2次。

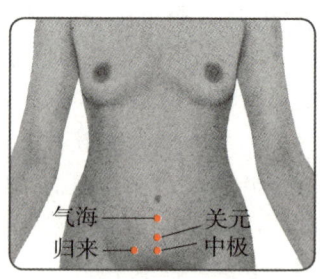

※ 隔姜灸

取穴：中极、关元。

操作方法：将鲜生姜切成厚约0.3厘米的生姜片，用针扎孔数个，置施灸穴位上，用大、中艾炷点燃放在姜片中心施灸。若患者有灼痛感可将姜片提起，使之离开皮肤片刻，旋即放下，再行灸治，反复进行，以局部皮肤潮红湿润为度。一般各穴每次施灸10～15分钟，每日灸1～2次。

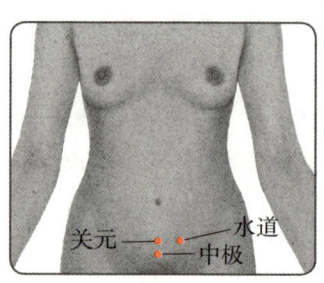

慢性腰肌劳损

慢性腰肌劳损或称"腰背肌筋膜炎"、"功能性腰痛"等。主要指腰骶部肌肉、筋膜、韧带等软组织的慢性损伤,导致局部无菌性炎症,从而引起腰骶部一侧或两侧的弥漫性疼痛,是慢性腰腿痛中常见的疾病之一,常与职业和工作环境有一定关系。本病属中医学"腰痛""痹证"等范畴。

刮痧

取穴:肾俞、志室、腰眼、大肠俞、委中、承山。

操作方法:患者取合适的体位,找准穴位后,进行常规消毒,然后在所选穴位上均匀地涂抹刮痧油或润肤乳。操作时,施术者一手持刮痧板,一手扶着患者。用刮板棱角刮拭,先刮局部的肾俞、志室、腰眼和大肠俞,再刮下肢部的委中和承山。

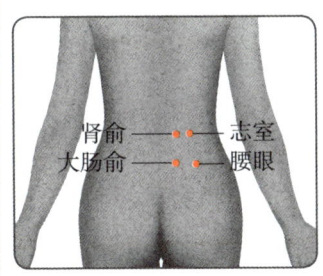
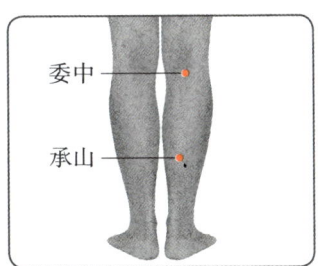

拔罐

※ 留罐法

取穴:阿是穴、肾俞、大肠俞、腰阳关、腰眼、委中。

操作方法：患者取合适的体位，找准穴位，并进行常规消毒，选择大小适宜的火罐。一手持夹着酒精棉的镊子，一手持罐，将酒精棉点燃后伸入罐内旋转片刻，迅速将棉球抽出，即刻将罐拔于穴位上。根据所拔罐的负压大小及患者的皮肤情况留罐10～15分钟。每日或隔日1次。

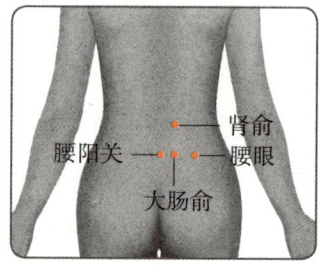
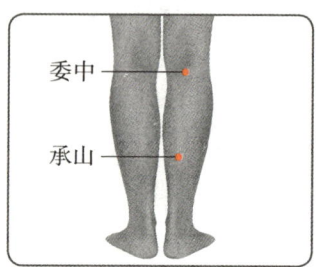

※ 针罐法

取穴：阿是穴、肾俞、大肠俞、腰阳关、腰眼、委中。

操作方法：施术者将毫针快速刺入皮下，轻捻缓进，待患者感到局部酸、沉、胀，并向下行至少腹。施术者感到针下沉紧，如鱼吞钓饵，然后留针拔罐。10分钟后起罐取针，再行套罐5分钟。

艾灸

※ 温和灸

取穴：阿是穴、肾俞、大肠俞、腰阳关。

操作方法：患者取仰卧位。施术者立于患者身侧，将艾条的一端点燃，对准应灸的腧穴部位，距离皮肤2～3厘米，进行熏烤，使患者局部有温热感而无灼痛为宜，每穴灸

15～20分钟，灸至以患者感觉舒适、局部皮肤潮红为度，每日灸1～2次。

※ 回旋灸

取穴：阿是穴、肾俞、大肠俞、腰阳关、腰眼。

操作方法：点燃艾条，悬于施灸部位上方约3厘米高处。艾条在施灸部位上左右往返移动，或反复旋转进行灸治。使皮肤有温热感而不至于灼痛。一般每穴灸10～15分钟，移动范围在3厘米左右。

小贴士

慢性腰肌劳损患者晚上宜睡板床，白天可以用宽皮带束腰。在劳动中要注意尽可能变换姿势，纠正习惯性不良姿势。患者还应加强腰肌锻炼，以增强腰肌力量，减少腰肌损伤。常用的腰肌锻炼方法有仰卧挺腹、俯卧鱼跃等，可早晚各做5～10次。注意局部保暖，节制房事。同时采用牵引及其他治疗方法，如湿热敷、熏洗等。

10分钟快速祛病
刮痧、拔罐、艾灸

文图提供

北京阳光图书工作室

视觉中国

封面设计

周正